一本針對台灣社會自閉症與亞斯伯格症學生的書

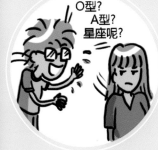
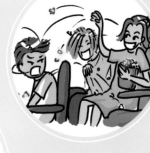
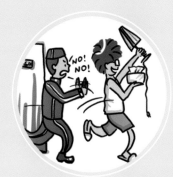
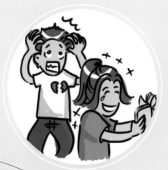
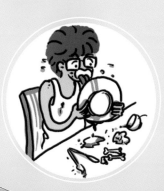

泛自閉症者的
社交能力訓練

學校沒有教的人際互動法則

劉萌容　著

Fyn Chang　繪圖

書泉出版社 印行

　　這幾年頻繁地接觸學前至成人階段的亞斯伯格症者，無論他們智商或學歷的高低，總在理解他人的意圖及偵測細微的社會線索上遭遇困難。演講或研習時，常有教師或家長問及是否有現成的相關教材可供他們在校或在家使用，設計教材這件事一直在心裏發酵。終於在三年前著手進行編纂，剛開始時我與四位國立高雄師範大學特教系98級的學生蔡侑芸、王昶盛、王毓鴻和許文綺，以及研究生馬樂穎利用課餘討論社會中不成文的社交規則，用了近一學期的時間整理出龐雜的內容，經過審慎地挑選主題，確定了本書中的單元內容。本書能順利出版，仰賴許多人的努力與協助。感謝蔡侑芸老師設計學習單，Fyn傳神、趣味的繪圖，也要感謝擔任我助理多年任勞任怨、對自閉症族群充滿熱情的馬樂穎老師，彙整本書從討論到出版的資料。特別要感謝五南圖書出版公司的陳念祖副總編輯的支持，相信本書有出版的價值，以及李敏華編輯的協助，讓出版作業進行順暢。感謝李清潭學務長和張正芬教授不吝為本書撰寫推薦序，為本書增色許多。感謝我的父親和母親對我無盡的支持，雖然他們常覺得困惑我哪有那麼多事好忙。最後要感謝這幾年不斷提供我學習機會的自閉症族群及其家長，期待本書的出版能為增進此族群的社會適應能力盡涓滴之力。本書匆促出版，雖經多人校對但恐怕仍有疏漏之處，尚祈方家不吝指正，作為未來編修之依據。

劉萌容

2010年7月

稻花香裡說豐年

許多亞斯伯格症的小朋友們的圖畫特別漂亮。他們畫裡美妙的景象，就像「七八個星天外，兩三點雨山前」，這兩句詩是倒裝句，是南宋時代有名的愛國詩人辛棄疾寫的詞（《西江月：夜行黃沙道中》），寫得淺白、生動、很美，美得可以做畫展的評語。是的，只要有一份體諒的心思，倒裝句的詩可以很美，亞斯伯格症的小朋友們畫的圖也很美。

第一個感謝

藉著這篇文字，我首先要感謝亞斯伯格症的小朋友們，我在2010年母親節後的十天內，戒掉了十多年纏身的咖啡癮。在過去一年多來，由於工作和寫作的需要，我甚至於每天要喝上十多杯的咖啡，我很希望能戒掉這個嗜好刺激品的煩惱。

「向亞斯伯格症的朋友們學習他們的優點」，這是我在戒除咖啡癮的煎熬中勉勵自己的話。幾個月前的幾次會議，我剛巧有機會認識幾位在中山大學就讀的亞斯伯格症的同學們，也因而認識高雄師範大學的萌容老師，她就是幫我介紹這一症狀與照顧建議的專業老師。由於亞斯伯格症朋友們的專注精神與堅持，讓我體會到明確、簡單和執著的力量，進而使我相信這些正面的優點會帶來積極的效果的。

我記得在幾次的亞斯伯格症的轉介協商過程裡，自己學習到許多有用的人際處理方式，例如「多看孩子好的一面」、「不說模稜兩可的話」、「做好預先的告知」等等。因為，亞斯伯格症的小朋友們有些特徵，例如「堅持相同的路徑、順序」、「記憶卓越，但缺乏想像」等，需要他人更多不同方式的尊重。對於獲得亞斯伯格症診斷的孩子而言，有些特徵是可以用正面的角度欣賞，常見的有他們的記憶力很好、畫畫很好、音感很好、音樂很好、寫的東西很好、認路的技巧很好，這些都是成功生活的優點。

第二個感謝

在此，我也表達對於萌容老師的感謝與敬意。她長期以來幫忙許多亞斯伯格症的同學們，而現在又為他們寫了一本有用的書；她的和藹親切有如「清風

半夜鳴蟬」，而高尚的貢獻也像「明月別枝驚鵲」。讓人覺得像辛棄疾的詞裡，夜行途中一股清風徐徐、明月相伴的溫馨美景。萌容老師的新書名稱是《泛自閉症者的社交能力訓練》，書的副標題是《學校沒有教的人際互動法則》，可見是針對青少年朋友生活實際需要，而詳加設想的。

她也說明，因為考量台灣的社會文化，特別蒐集日常生活中高頻率出現的不成文社交規則，並且參考多年輔導自閉症與亞斯伯格症等學生的經驗，擷取出他們在各個生活層面的需求，以強調「他人或自我感受」的方式設計了10個單元，分別依據食、衣、住、行、休閒、學校生活、常見社交通則、交朋友、與異性互動與理解語詞隱含意義等領域，進行設計。

特別值得讀者留意的，因為她的細心與經驗，本書有了幾個特色：第一，情境的諒解：書中每個單元的指標，在蒐集後依情境或互動對象而歸類，並且在每個指標旁皆註有情境短例，以及情境中人物可能的感受（每個人也可能有不同的感覺）；第二，視覺的理解：情境講述時大量地利用「圖像或插圖」輔助說明，以視覺化的方式增進孩子的理解，每個單元指標說明後也皆設計了學習單或學習活動，提供學生參與、複習或自我省思的機會；第三，距離的化解：書中的10個單元內容淺顯、生活化，除了可供教師教學、適合家長帶孩子們討論，國小高年級以上的學生亦可自行閱讀。我特別認同的是，她建議老師或家長們與孩子們一起閱讀此書。

最後，我在感謝之餘，也為她完成這份著作感到高興。在推薦的同時，謹將前引辛棄疾的《西江月：夜行黃沙道中》抄錄於此，做為她豐收的致敬：

「明月別枝驚鵲，清風半夜鳴蟬。

稻花香裡說豐年，聽取蛙聲一片。

七八個星天外，兩三點雨山前。

舊時茅店社林邊，路轉溪橋忽見。」

如同詞中描寫的，讀者們可以在本書裡，感受到作者的自然親切、樸素踏實，她的建議具體實在，她的實踐敬業樂業；還有對生命的熱情與所施放的愛心與感動。我個人在佩服、祝福之外，敬做推薦。

國立中山大學教授兼學務長　李清潭

2010年6月6日，於西子灣

　　人是群居動物，縱使在網路時代的今日，也無法離群獨居。因此具備一定的人際互動能力，是一件不可或缺的事情。人從嬰幼兒開始，就是天生的觀察家，也是能幹的模仿者，他們很小就學會察言觀色，知道如何吸引大人的注意力，如何避免他人生氣，如何撒嬌以獲得想要的事物，以及如何表現適當的行為以得到讚美。孩子們的社會性能力除了透過同儕互動過程中的衝撞謀合、家長的引導、書籍的閱讀、學校課程的教學，最主要的是他們擅長默默觀察周遭人士的言行舉止，然後偷偷的學習，再內化成自己的能力。在這些正式的與非正式場域交替的學習過程中，孩子們的社會能力增加了，社交技巧也日益成熟。在團體中表現合宜的行為舉止，不但能獲得團體的肯定，更能拓展交友圈進而結交到朋友。但是有些孩子，他們智力正常，語言發展不錯，但卻不善察言觀色，也拙於觀察模仿，他們有的可能缺乏機會，但大部分是天生就有社會性能力發展上的困難，導致雖處在人群中卻一直難以習得該年齡應有的社會性能力與技巧，高功能自閉症、亞斯伯格症孩子即是其中之一。

　　家庭或學校教育雖然為這些孩子提供了許多社交技巧的課程，也透過各種角色扮演強化其人際互動能力，但我們還是可以看到他們笨拙而機械的表現，尤其是碰到大部分的人都知道的不成文規定時，他們可能無法自資料庫中搜尋比對出相同的情境，以至於往往表錯情、會錯意，造成難堪或尷尬的結果，這對原本就人際關係不佳的孩子而言，無疑是雪上加霜，更令他們心生挫折，對社交場合更感畏懼。

　　萌容老師回國至今，一直都很關注高功能自閉症、亞斯伯格症孩子的發展與學校教育。萌容老師與他的學生（馬樂穎老師等）經常辦理青少年活動，希冀提升他們的社會性能力。在實務教學過程中，體認到高頻率出現於日常生活的不成文社交規則，常是高功能自閉症、亞斯伯格症青少年的嚴峻考驗，也是社交人際難以跨越的障礙，因此師生合力設計了十個教導不成文社交規則的單元，從「飲食男女」到「你該懂的話中有話」，書中內容淺顯易懂、饒具趣味性與生活化，是一本實用性很高的葵花寶典。五個卡通人物，小保、亮亮、大胖、小清及阿德，小保與亮亮具亞斯伯格症特質，大胖、小清以及阿德是他們

的好朋友，除了同理和包容，這三位也會教導小保和亮亮，具有同儕示範、支持的功能。本書充分考量到孩子們的優勢學習管道，藉由大量的圖像及插圖，以視覺化的方式呈現情節以增進孩子的理解，在每個單元指標外也設計了學習單或學習活動，提供孩子參與、複習及自我省思的機會。

　　本書除了可供教師教學外，也很適合家長帶著孩子一起閱讀討論，當然國小高年級以上的孩子也可自行閱讀。在網路發達、「秀才不出門，能知天下事」的今日，我相信這本書除了適合上述孩子外，應該也是很多「宅男、宅女」的社交指南，期待本書能充分發揮它的功能。

國立台灣師範大學特殊教育學系　張正芬

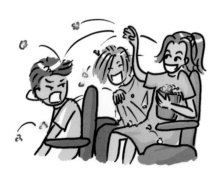

Contents 目　錄

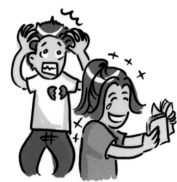

前　言

社會覺知：未被明確指出，但你我都知道的人際互動法則

> **對或錯？**
>
> 在介紹「如影隨形，卻又無法明白解釋」這樣抽象的社會互動概念前，請讓我先跟大家分享三則小故事吧！

故事一：

（正在上國語課的小三教室中）

甲同學：「老師！小哲他又在我們面前放屁了！」乙同學：「噗！他實在是好噁心！我才不要跟他坐！」（全班哈哈大笑）（放學後，小哲氣憤地哭著回家）

小哲：「媽，為什麼同學們都不喜歡我？放屁是有錯喔！他們最好都不會放屁啦！」

小哲：「我告訴他們維基百科說放屁是健康的！正常人每天要消化5到10次，約排出500毫升左右的氣體，不然肚子可能會脹氣，明明忍屁就不好啊！媽，為什麼他們每次都要找我麻煩？」

媽媽：「嗯……」

故事二：

（一位老師找一位國二學生來幫忙）

老師：「小祥，不知道你現在方不方便？老師有話想跟你說。」

小祥：「不方便，現在是下課時間，我要看完我的書。」

老師：「你現在給我馬上過來！」

小祥：「是你問我方不方便啊！」

（中午時間）

老師：「小祥，老師要去開會，等一下請你幫我裝營養午餐的菜好嗎？」

小祥：「喔，好。」

老師：「謝謝你！會不會很麻煩？」

小祥：「會，很麻煩，因為裝你的菜要讓我再排一次隊！」

老師：「嗯……」

故事三：
（四位一起聚餐
的大學生）

服務生：「小姐！您的咖哩海鮮鍋。」

美美：「我的先來了，不好意思，這家店的咖哩海鮮鍋很特
　　　　別，大家要不要嚐嚐看？」

小珊：「別客氣，你先吃，我點的等一下就來了。」

小羽：「我試試看湯頭就好。」（湯匙舀一口）

亮亮：「謝謝，我要蝦子、魚板、蛤蠣、這個、這個還有這
　　　　個，再給我半碗湯！」

美美、小珊、小羽：「ㄟ……」

　　如果你耐心的讀完這三則故事，你的心裡可能會有「這個囝仔怎麼會這麼沒禮貌、白目」的嘀咕，沒錯，你會發現三則故事中主角的言行似乎與你對人際互動時該如何適當表現的認知大相逕庭，但，這三位主角真的犯了令人髮指的錯誤嗎？他們真的沒道理嗎？就故事一來討論，「放屁」這件事情，遠古至今，幾乎所有消化、排泄系統健康的人每天都會「偷偷地」進行這件事，一生孤寂且坎坷的研究家Jim Dawson最早在1999年出版了《Who Cut the Cheese? A Cultural History of the Fart》，他在科學、文化、宗教、文學及藝術等不同領域研究「屁」在人群社會中所引發的作用。這件如同呼吸般自然的事，如果以科學系統化觀點思考氣體分子在人體的作用，你會很慶幸自己每天都會放屁，但如果你以社會文化、宗教等較人文、同理性的觀點來思考，談到放屁這件事突然間會令許多人感到尷尬，因此我們需要「偷偷地」放屁，或以「排氣」來雅稱。故事一中的小哲便是傾向以系統化的風格來思考放屁，他以科學上的事實來為自己辯駁，但不幸的是多數的我們處在社會時，擅長以「想到別人、具同理心的表現」來促進良好的互動關係，當然我們也慣於以此來評斷他人的行事風格。故事二以及故事三中的主角也是明顯傾向系統化思考的風格，僅從互動他人的語句聽到字面上的意思就立刻做出反應，他們不理解「方不方便」、「會不會很麻煩」或者「要不要嚐嚐看」都僅是社交中表示客氣、同理心的說法，而多數人會知道說話者心中真正的意圖可能跟字面上的意思不一樣，也會小心琢磨應對，這就是思考風格的差異所造成的不同表現，其實並沒有斷然的對與錯，只是過度系統化思考風格的人如果不知道多數人的想法，可能會使他們在人群中顯得格格不入或產生誤會，交朋友可能會是個充滿挫折的經驗。

社會覺知的重要性

最近的一則電視汽車廣告中，男主角開車載女主角經過他們第一次約會的地方，男主角鼓起勇氣緊張地開口向女主角說：「嫁……嫁給我吧！」時，但女主角因轉頭看風景沒有聽清楚又問了一次：「什麼？」，讓男主角緊張退縮地回了句：「加……加個油吧！」，接著是女主角的視線落在油錶滿格的畫面，當男主角急著想要解釋更多時，女主角嘴角掛著微笑回了男主角：「好啊！」並覆蓋他在排檔桿上的手。許多人看到這短短不到1分鐘的廣告都會心一笑，因為藉著廣告中呈現的線索，觀眾能充分體會男主角的緊張與用心良苦，以及女主角的細心與慧黠。日常生活中常有類似的情境發生，愈能細心觀察線索並能做適當回應的人，人際互動似乎愈順暢。

在《社會智能》一書的序中，作者丹尼爾‧高曼描述了一則故事，充分說明了正確判斷社會情境的重要性。2003年美軍進入伊拉克後，荷槍實彈的美軍打算請一座清真寺協助發放援助物資，但當地民眾以為美軍企圖摧毀他們的聖堂或逮捕精神領袖，雙方語言不通，正當數百名穆斯林與美軍對峙，群情激憤，危機一觸即發時，帶隊的休斯中校要求美軍單膝下跪、將槍口指向地面，同時面帶微笑。休斯中校的急中生智，及時化解了一場可能的災難。「微笑是國際語言」，當口語語言不通時，我們仍可以藉由其他的管道讓別人了解我們的意圖，這些管道包括了表情、手勢、眼神或音調等，當面對面溝通時，約有65%的訊息是藉由這些管道傳遞的。理解及表現出適當的非語文線索，在現今社會中的重要性已不再侷限於塑造形象或增進人際關係，被誤解的結果有時可能危及生命，例如在某些情境下表現出讓人解讀為非善意的線索，可能招致嚴重的後果。然而，我們理解及表現出適當非語文線索的能力似乎不是經由正式的學校教育中習得的。大多數人可能經由觀察學習或報章雜誌等的訊息來自學這些能力，但是有少數人可能平時不注意這方面的訊息，或者因神經心理功能上的因素，需要較為正式的教學來學習這些能力。

為社交需求的孩子

自從1985年英國學者Baron-Cohen等人提出自閉症學生有心智理論能力的困難後，關於心智理論的社交課程及教學研究在近20年來持續地在各國進行著。除了心智理論的社交認知教學，也有認知行為學派（Cognitive-behavioral Theories）的教學以及社會故事（social stories）等策略來提升自閉症、亞斯伯格症、注意力缺陷過動症以及學習障礙等學生的社交技能。作者常在研習場合中被老師們問到：「為什麼特殊學生的社會技能很難顯著地提升？」這個問題其實可分為幾個面向來思考，第一是教學時數的限制，社交技能本來就相當仰賴大量且持續時間一點一點地修正、

磨練，但是特殊教育資源有限的情況下，足夠的教學時數是很大的挑戰；第二是教學的內容，因為每學期能夠上社交技能的課程時數有限，老師通常會挑選立即能促進特殊學生與普通學生互動的課程，例如：「開啟話題」、「如何聊天」、「如何結束話題」等，而同理心相關的課程則較少有機會被提及。另外，不成文的社交規則在日常生活中多如牛毛，老師們或許也不知道該如何有系統地針對學生的需求擷取生活中的素材編製課程；第三是生活中的社交學習相當仰賴家長的協助與支持，但是家長可能沒有覺知到孩子的問題在哪裡以及如何與其討論、解釋。因此，作者考量台灣的社會文化，蒐集日常生活中高頻率出現的不成文社交規則，並且參考多年輔導自閉症與亞斯伯格症等學生的經驗，擷取出他們在各個生活層面的需求，以強調「他人或自我感受」的方式設計了十個單元，內容淺顯、生活化，除了可供教師教學、適合家長帶孩子們討論，國小高年級以上的學生亦可自行閱讀。

本書的特色

　　書中的十個單元分別依據食、衣、住、行、休閒、學校生活、常見社交通則、交朋友、與異性互動以及理解語詞隱含意義等領域進行設計，每個單元的指標，我們蒐集後依情境或互動對象歸類，並且在每個指標旁皆註有情境短例以及情境中人物可能的感受（每個人也可能有不同的感覺），若提到社交中常見的字詞或現象，我們設計了「蝦博（伯）」這樣的人物輔助內容的解釋。為了更能幫助理解各項規則可能會如何在生活中發生，我們設計了五個卡通人物，分別是小保、亮亮、大胖、小清以及阿德，小保與亮亮是參考亞斯伯格症學生的特質來設計，這兩個角色的設計是期望讓有社交教學需求的學生以旁觀者的角度來區分、檢視不適合的社交行為；大胖、小清以及阿德是他們的好朋友，除了同理和包容，這三位也會教導小保和亮亮，具有同儕示範、支持的功能。因應上述特殊學生的學習優勢，情境講述時大量地利用圖像或插圖輔助說明，以視覺化的方式增進孩子的理解，每個單元指標說明後也皆設計了學習單或學習活動，提供學生參與、複習或自我省思的機會。建議老師或家長們與孩子們一起閱讀此書時，除了書中提供的指標與情境，也可以加入生活中實際發生的事件來進行討論，不成文的社交規則有時其實沒有絕對的對錯，生活中的事件也有千百種不同的組合，只要每次都能多引導一些同理心的感受，將小小的事件，進行大大地討論，相信孩子們將會一點一點地進步，交朋友，先從將「心」比「心」開始吧！

讀者導覽
一、如何使用本學習手冊

建議您這樣讀這本書，跟蝦伯來！

Step 1

先看漫畫故事，想想哪裡不對勁？

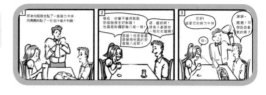

Step 2

依據漫畫內容看「解析與建議」

☺你覺得，阿孝學長遇到這樣的事情，他心裡會有什麼感覺？把你認為的答案勾起來☑。

☐ 阿孝心裡覺得很尷尬，旁邊的客人跟服務人員覺得亮亮批評別人的行為很不適當。

☐ 阿孝學長心裡會覺得很不舒服，覺得亮亮很失禮。

☐ 阿孝學長會覺得亮亮似乎不太有同理心。

☐ 阿孝學長認為亮亮可以多放大他人的優點，這樣就不會只關注到他人的缺點。

✎ 解析

阿孝學長遇到這些事情，心裡的感覺應該不太好，在別人的面前批評其他人是不太適當的。通常在看到一些自己覺得很想批評的事情時，我們不會在公共場合中就說出來，這樣會讓別人覺得你似乎不太有同理心，所以亮亮在大庭廣眾之下批評服務生是一件需要改善的事情。

剛剛那個服務生好胖！好像豬八戒耶！

Step 3

看「指標」，重要指數越高越重要喔！

項目	內容	別人的心覺	重要指數
4—1	當有客人來家裡面拜訪時，你不能只穿著舒服的睡衣睡褲或汗衫內衣就出來接待客人，你需要換上外出服，並稍微整理一下自己的外表。	小清認為只穿著自己舒服的睡衣睡褲或汗衫內衣就出來迎接客人，這樣的行為會讓客人介意且不太自在。	★ ★ ★ ★ ★
4—2	若家裡有異性時(夫妻除外)，不要僅僅穿著內衣、內褲就在家裡活動。	阿德覺得家裡有異性時，僅穿內衣、內褲在家裡走動是令人尷尬的行為，這會讓對方覺得難為情。	★ ★ ★ ★ ★

Step 4

做學習單、玩活動，多多討論與練習

看看你的交朋友功力是否變厲害了！

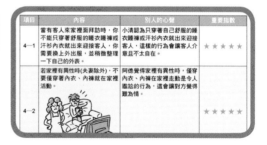

情境圖片	別人的感受（請圈選）	這樣做會有什麼後果
不要對著別人的食物打噴嚏或咳嗽，如果你想打噴嚏或咳嗽時可以離開座位到較遠的地方去，或轉頭用衛生紙摀住口鼻，並說：「不好意思」。 （參考1—3）	不好意思	A. 朋友會覺得你有些不衛生，而減低未來與你共餐的意願。 B. 跟朋友的感情會越來越好。 C. 朋友會覺得沒什麼，乃人之常情嘛！ 答案： 我覺得：
吃飯時，手肘不能撐開放在桌上，因為會造成別人的不方便。		A. 朋友會覺得沒什麼。 B. 朋友會覺得你已經占用了別人用餐的空間，這樣會讓他吃飯不方便。 C. 增加肢體的接觸，跟朋友

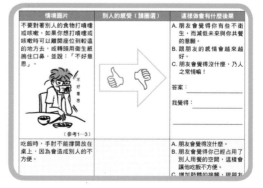

二、學習情境人物簡介

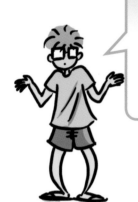

哈囉！我叫**小保**！人稱陽光宅男，最喜歡的東西是MLB棒球，喜歡的明星是長腿氣質美女志玲姐姐，興趣是挖鼻孔，想認識我嗎？Come！

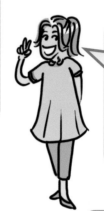

妳好~我叫**亮亮**，我最喜歡的事情就是跟小清、阿德大夥一起東逛逛、西瞧瞧到處湊熱鬧，大家都說我神經大條，有嗎？有嗎？

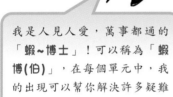

我是人見人愛，萬事都通的「**蝦~博士**」！可以稱為「**蝦博(伯)**」，在每個單元中，我的出現可以幫你解決許多疑難雜症喔！有問題就找我！

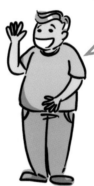

呵呵呵！我叫**大胖**！我跟其他人都是好朋友，我們常一起出去玩，他們都說我憨厚，但我不覺得耶！

Yo~Yo！我叫**阿德**，大家都說我很帥氣又善解人意，平常最常做的事就是幫小保收拾善後，想認識我嗎？

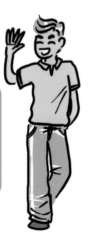

Hi~我叫**小清**！我可以算是聰明伶俐的人，有時候真的很受不了小保跟亮亮，接下去看，你們就知道到底發生什麼事囉！

三、情緒刻度表

　　人的**情緒**會因為別人表現出的行為而產生**不同的感覺、不同的強度**，你知道嗎？

　　以下的「情緒刻度表」是作者蒐集這本書中形容情緒相關的詞或句子，依照「正向、負向」以及「程度」而繪製成，當你在單元情境中讀到這些詞或句子時，希望更能幫助你了解別人以及自己的感受喔！

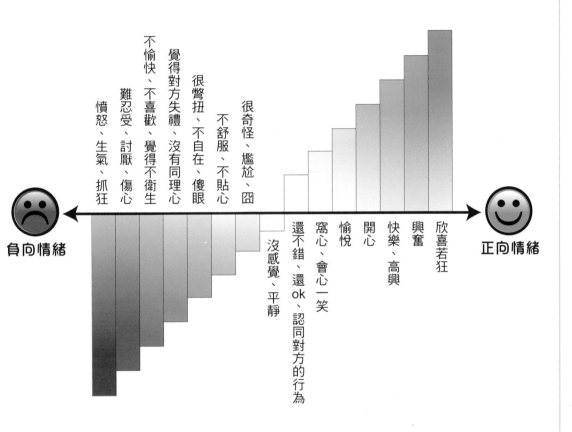

負向情緒 ← 憤怒、生氣、抓狂 ｜ 難忍受、討厭、傷心 ｜ 不愉快、不喜歡、覺得不衛生 ｜ 覺得對方失禮、沒有同理心 ｜ 很彆扭、不自在、傻眼 ｜ 不舒服、不貼心 ｜ 很奇怪、尷尬、囧 ｜ 沒感覺、平靜 ｜ 還不錯、還ok、認同對方的行為 ｜ 窩心、會心一笑 ｜ 愉悅 ｜ 開心 ｜ 快樂、高興 ｜ 興奮 ｜ 欣喜若狂 → 正向情緒

一、飲食男女

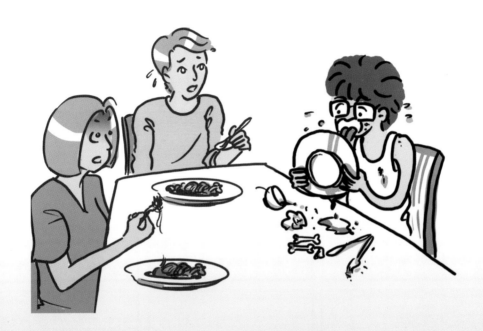

民以食為天，我們每個人每一天都要吃飯，吃飯是一個很享受的過程呢！我們也常在吃飯的場合和別人建立關係、或多了解朋友一點，好的吃飯禮儀是首要的第一步喔！千萬不要在餐桌上失去了朋友對你的好印象！

圖中的小保與亮亮發生了什麼很糗的狀況呢？

你準備好了嗎？讓我們一起看故事的主角們發生了什麼事？

Action !

亮亮約會囉

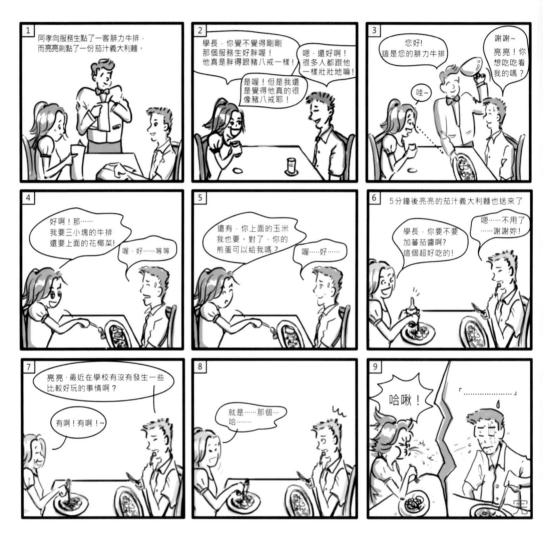

大家看完這個故事，想必心中一定有很多的想法，這應該是場美好的約會，卻發生了一些讓阿孝學長很不舒服的事情，我們一起來看看到底是哪些事情！

事件一　服務生上菜後，亮亮直接地批評服務生的身材。

☺你覺得，阿孝學長遇到這樣的事情，他心裡會有什麼感覺？**把你認為的答案勾起來☑。**

☐ 阿孝心裡覺得很尷尬，旁邊的客人跟服務人員覺得亮亮批評別人的行為很不適當。

☐ 阿孝學長心裡會覺得很不舒服，覺得亮亮很失禮。

☐ 阿孝學長會覺得亮亮似乎不太有同理心。

☐ 阿孝學長認為亮亮可以多放大他人的優點，這樣就不會只關注到他人的缺點。

☝解析

　　阿孝學長遇到這些事情，心裡的感覺應該不太好，在別人的面前批評其他人是不太適當的。通常在看到一些自己覺得很想批評的事情時，我們不會在公共場合中就說出來，這樣會讓別人覺得你似乎不太有同理心，所以亮亮在大庭廣眾之下批評服務生是一件需要改進的事情。

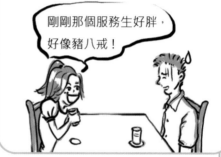

剛剛那個服務生好胖，好像豬八戒！

✌建議

　　通常在看到一些自己覺得很奇怪、很想批評的事情時，我們不會直接說出來，建議你可以等到「相關的當事人」離開後或是你回家之後再與自己很親近的朋友或親人分享這個事件。

事件二　阿孝學長的腓力牛排上桌之後，亮亮一直看著學長的牛排。

☺你覺得，阿孝學長遇到這樣的事情，他心裡會有什麼感覺？

把你認為的答案勾起來☑。

☐ 阿孝學長會覺得很不自在，不知道亮亮為什麼一直看他的牛排。

☐ 阿孝學長會認為亮亮很有品味，知道他的牛排很好吃。

☐ 阿孝學長會覺得亮亮有點失禮了。

☐ 阿孝學長會認為亮亮很想吃他的牛排。

解析

　　一直盯著別人的食物看有點失禮，跟友人或是家人一起去吃飯時，應避免一直看別人的食物，因為每個人都有一份自己點的、想吃的餐點，若你一直盯著別人的食物看，可能會讓人誤會你想吃對方的食物，而對方若與你分享他的食物，那他自己可以享用的部分就變少了，這樣可能造成對方心裡不舒服。

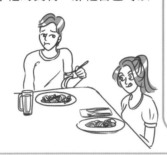

建議

　　如果你真的很想嚐嚐看別人的食物，我們可以直接詢問對方「我可以嚐一點你的食物嗎？它看起來很好吃！」，並且也要禮貌性的反問對方「你要不要也嚐嚐看我的呢？」這樣的做法會讓對方覺得你很貼心。很重要的是，品嚐過別人的食物後，不管你喜不喜歡食物的味道，都要向對方道謝，如果不是自己喜歡的口味，可以用「它吃起來很特別」來回答。

事件三　阿孝學長問亮亮要不要嚐嚐看他的牛排，亮亮不但馬上答應，而且還指定東指定西的。

☺你覺得，阿孝學長遇到這樣的事情，他心裡會有什麼感覺？把你認為的答案勾起來☑。

□ 阿孝學長會覺得很不舒服，他點的餐點似乎都被亮亮拿光了。

□ 阿孝學長會覺得亮亮這樣做似乎有點失禮了。

□ 阿孝學長會很高興，也不覺得這樣的行為很奇怪。

解析

　　若別人看出了你心中想嚐嚐對方餐點的想法，並且很有禮貌地問你要不要嚐嚐看他的食物時，我們建議不要指定對方要給我們什麼食物，且只要嚐一小口即可。類似亮亮的行為會讓對方心裡覺得不舒服，因為對方犧牲了原本自己可以享用的來分享，最糟糕的情形是指定的正好是對方最愛的。

建議

　　若對方已經禮貌性地表達你可以嚐嚐看他的食物，這時你也可以適時地問他「你要不要也嚐嚐我的食物」，讓對方覺得你很貼心，會在乎別人的感受，另外我們通常會耐心地等待請對方自由選擇並拿取食物給我們，並適量地嚐一小口就好，也不多拿，別人心裡才不會覺得不舒服。

事件四 亮亮很貼心地問阿孝學長要不要加蕃茄醬，阿孝學長委婉地拒絕，但是亮亮自己在使用蕃茄醬上卻沒有節制。

☺你覺得，阿孝學長遇到這樣的事情，他心裡會有什麼感覺？**把你認為的答案勾起來☑。**

☐ 阿孝學長會認為亮亮很貪小便宜。

☐ 阿孝學長心裡可能會認為亮亮的行為似乎有點奇怪。

☐ 阿孝學長會覺得有點尷尬，旁邊的客人與服務生可能會覺得這樣的行為很奇怪，因此盯著他們看。

解析

　　亮亮這樣的行為似乎是對店家有點失禮了，有可能也會讓學長默默地在心裡替亮亮扣點分數，因為餐廳附送的調味料是讓客人酌量取用的，無節制的使用會讓人覺得貪小便宜。

建議

　　在外面吃飯時，通常會有很多附帶的調味料，例如：胡椒粉、辣椒醬、蕃茄醬及醬油等等，有些人很喜歡在自己的食物當中加上一點的調味料，但是這個時候應該要酌量使用，不要因為自己很喜歡吃或是免費的就無節制地添加在自己的食物裡，而影響別人對自己的觀感。

| 事件五 | 阿孝學長與亮亮在聊天，這時亮亮突然打噴嚏，噴得學長滿臉都是口水。 |

☺你覺得，阿孝學長遇到這樣的事情，他心裡會有什麼感覺？**把你認為的答案勾起來☑。**

☐ 阿孝學長會認為亮亮是個不修邊幅的女生。

☐ 阿孝學長會認為亮亮的衛生習慣和用餐禮儀皆不佳。

☐ 阿孝學長的心裡很不舒服，覺得第一次約會的氣氛都被破壞了。

✍ 解析

　　從小我們就被教導打噴嚏或是打哈欠時要用手遮住自己的嘴巴，避免口水噴到別人身上，也可以避免別人看到自己嘴巴裡的食物，因此而產生不舒服的感覺，所以亮亮這樣的行為也可能已經讓阿孝學長感覺到不舒服了。

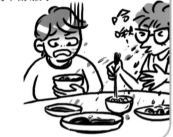

✌ 建議

　　打噴嚏時要記得用手遮住自己的嘴吧，如果來不及遮而忍不住打噴嚏了，這時候只好跟對方說「不好意思，請你見諒，我來不及遮住」。如果很想打噴嚏但是還沒打出來，這時候要跟對方說「不好意思」，然後趕緊把頭轉向與食物或對方的臉反方向的地方，以避免口水噴到別人的臉上、身上或是食物上面。

好友聚會相見歡

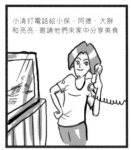

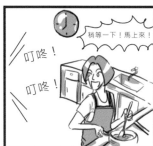

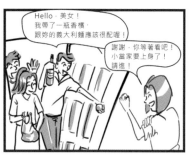

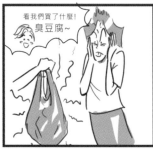

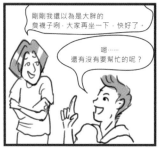

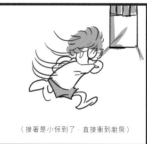

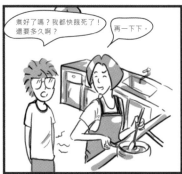

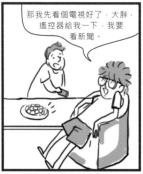

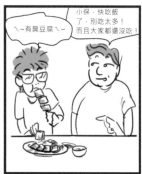

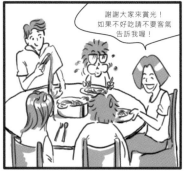

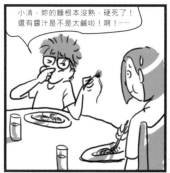

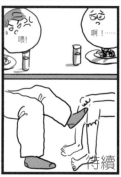

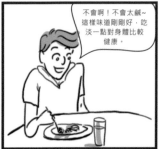
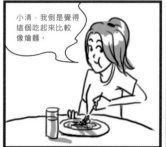
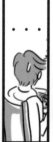
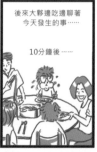
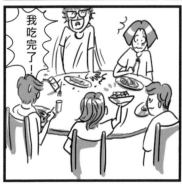
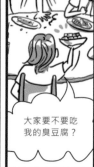
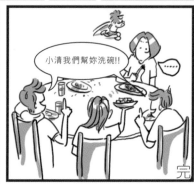

事件一　　亮亮在大家聚餐的場合中買了臭豆腐當伴手禮。

☺你覺得，大胖、小清、阿德遇到
這樣的事情，他們心裡會有什麼感
覺？把你認為的答案勾起來☑。
□ 認為亮亮可以選擇其他比臭豆腐
　更適當的東西當作伴手禮。
□ 認為亮亮很懂禮儀，預先知道小
　清煮的義大利麵會不好吃。
□認為亮亮買臭豆腐有點煞風景，
　可能會影響大家的食慾，進而沒
　有食慾吃小清煮的義大利麵了。

☝ 解析

　　亮亮在一個大家聚會的場合中
買了臭豆腐當伴手禮，或許換買其他
的東西會更適合，因為可能有人不喜
歡它濃烈的氣味，而且它和小清作的
主菜也無法搭配，可能奪走別人對主
菜的注意力。

　　而阿德買的香檳是合適的，因
為可以搭配主菜，讓大家一邊吃義大
利麵一邊喝香檳，兩者相輔相成。所
以亮亮這樣的選擇可能會無意間讓小
清心裡感到不舒服，覺得亮亮有點煞
風景，破壞氣氛。

> **✌建議**
>
> 　　通常遇到這樣的情境時，需要事先想一想買什麼東西當作聚會的伴手禮可以讓其他賓客和主人都感到滿意，可以詢問友人或是家人，請他們提供一些建議，讓自己不會在其他人面前出糗喔！

事件二　　小保跑進廚房內催促小清快點上菜。

☺你覺得，大胖、小清、阿德遇到這樣的事情，他們心裡會有什麼感覺？**把你認為的答案勾起來☑。**

☐ 會讓其他人覺得小保似乎沒有留意到小清心裡的感受。

☐ 小保這樣的行為是正確的，食物上菜慢本來就應該去催促。

☐ 這樣的行為會讓其他人心裡覺得有些尷尬，因為小清努力地在準備餐點，卻遭到小保的催促。

> **✍解析**
>
> 　　小保到廚房去催促小清快點上菜，這樣的行為會讓小清的心裡覺得有些不舒服，因為小清可能花費很多的心力準備這次的聚會，而小保的催促會讓小清認為自己不夠努力或辦得不好。或者小清心裡可能因小保的催促，無法按照自己計畫的步調來進行而覺得有壓力。

> **✌建議**
>
> 　　當到別人家作客時，如果主人的餐點還未上菜，我們不應該到廚房內去催促，應當在客廳或餐廳與他人聊天等餐點出來，到廚房內催菜是有些失禮的。

事件三　　小清禮貌性地問大家她煮的麵好不好吃，小保毫不留情批評起小清煮的麵，而亮亮也毫不留情地附和小保。

☺你覺得，大胖、小清、阿德遇到這樣的事情，他們心裡會有什麼感覺？**把你認為的答案勾起來☑。**

☐ 大家認為小保和亮亮沒有什麼不對，不好吃本來就應該直接說出來。

☐ 大家會認為小保和亮亮似乎沒有留意到小清的感受。

☐ 大家會認為，若真的不好吃，或許小保和亮亮可以使用善意的謊言，比較不會直接傷害到小清。

☐ 大家會認為誠實是上策，不應該說謊，所以小保和亮亮沒錯。

解析

　　小保跟亮亮這樣的行為實在是會讓別人心中感到很不舒服，主人熱情且辛苦地準備豐盛的食物讓大家一起吃，而小保跟亮亮不但不給予支持，反而還批評，這除了會讓其他人感到不愉快之外，重要的是小清的心裡有可能會感到傷心且憤怒，未來有可能不再邀請他們參加了。

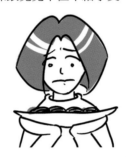

建議

　　當遇到類似這樣的情況時，雖然你覺得食物不是很好吃，但是建議要使用善意的謊言來回答對方的詢問，可以回答「還不錯啊！」、「很美味，謝謝招待」等等，善意的謊言有時可以增進彼此的友誼與關係，更能避免尷尬的情況，不然，直接或真實的批評會讓人心裡感覺很傷心。

事件四　　小保吃完後自己跑到客廳看電視。

☺你覺得，大胖、小清、阿德、小保遇到這樣的事情，他們心裡會有什麼感覺？**把你認為的答案勾起來☑。**

☐ 他們會覺得很好啊！吃完為什麼要留在餐廳呢？

☐ 小清的心裡可能會很不好受，她細心準備食物，其他客人或許可以幫忙善後。

☐ 大胖跟阿德會覺得小保實在有些失禮了。

☐ 小保會覺得沒差啦！其他人幫忙就好啦！況且主人本來就應該要負責全部的事情。

解析

　　小保這樣的行為，對於去別人家作客而言是一個禁忌啊！小保應該要多體諒主人的心情，主人細心準備大家的到來，相對的客人也應當有所付出，這樣大家相互幫助才有助於彼此的感情交流。

建議

　　當你到別人家做客時一定要幫忙主人及其他人做事，這樣別人會覺得你很貼心又有禮貌，而且也會覺得你是一個主動的人，很願意幫忙。所以到別人家裡作客絕對不可以自顧自地做自己想做的事情喔！

來去吃自助餐

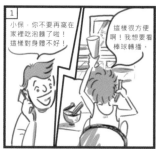

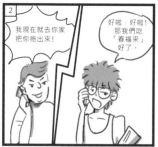

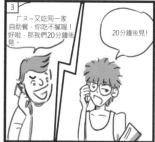

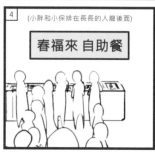

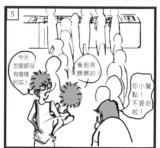

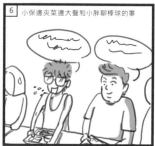

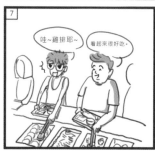

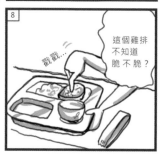

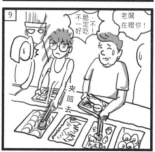

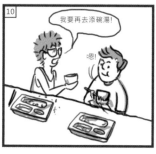

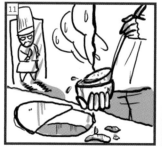

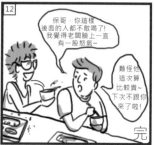

事件一 小保在自助餐店裡大聲的批評店裡的菜色。

☺你覺得，大胖、客人、店員與老闆遇到這樣的事情，他們心裡會有什麼感覺？**把你認為的答案勾起來☑。**

☐ 大胖會覺得好窘喔！周遭的人一直看他們，害他不知道要怎麼反應。

☐ 老闆的心情會很不高興自己精心製作的餐點被批評。

☐ 店員心裡有可能會不歡迎小保。

✍ 解析

在自助餐廳裡大聲地批評菜色實在是不太適當，自助餐店的老闆如果聽到他這樣的批評，有可能會默默地把小保列為拒絕往來戶，其他客人也可能感覺很不舒服。

✌ 建議

通常在看到一些自己覺得很奇怪、很想批評的事情時，我們不會直接當著當事人的面說出來，可能會等到當事人離開後或是自己回家之後才會與自己的朋友或親人分享這個事件。關於菜色的部分，可以先看看今天的菜色再決定要不要吃，若不太喜歡，建議可以直接換一家店。

事件二 小保一邊夾菜一邊跟大胖聊天，口水都噴到菜裡面了。

☺你覺得，大胖、客人、店員與老闆遇到這樣的事情，他們心裡會有什麼感覺？**把你認為的答案勾起來☑。**

☐ 旁邊的客人可能會不敢吃那道菜了。

☐ 老闆心裡認為被小保口水噴到的菜可能會賣不出去，心情很不好。

☐ 大胖臉上出現三條線，害他不知道怎麼辦。

☐ 店員覺得沒關係啊！講話本來就會噴口水，所以沒感覺。

✍ 解析

去外面吃飯，最忌諱的就是對著「公菜」一直講話，這樣子口水會噴進去，其他人都不敢吃了，也會影響到老闆的生意。

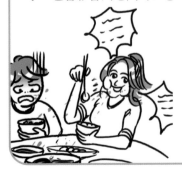

✌建議

　　小時候大人就告訴我們吃飯時不要講話，其實就是這個道理，邊夾菜邊講話會把口水噴到菜裡，所以這時我們應該停止聊天，而且當要打噴嚏或咳嗽時，請轉向跟菜、別人的臉反方向的那一邊，這樣才可以避免口水噴到菜中。

事件三 小保將雞排夾到自己盤子裡戳一戳，不喜歡又再放回原來的餐盤中。

☺你覺得，大胖、客人、店員與老闆遇到這樣的事情，他們心裡會有什麼感覺？**把你認為的答案勾起來☑。**

☐ 旁邊的客人會不敢再吃那個雞排了。

☐ 店員跟老闆會沒有什麼感覺，反正又還沒吃過。

☐ 大胖會認為小保失禮了，怎麼可以夾了又放回去，而且還戳過。

☞解析

　　小保這樣的行為會讓別人覺得很不舒服，夾了不吃，而且還用手戳看，手上的細菌有可能因此沾到雞排上了。所以老闆、店員及旁邊的客人，心裡會覺得很不舒服。

✌建議

　　遇到自己不確定好不好吃的食物時，可以花時間好好地觀察看清楚，但絕對不可以用手去觸碰，也不可以把食物夾到自己的盤子內後再夾回去放，不論餐盤是否有用餐過，把菜夾回去都是不禮貌的行為。

事件四　小保在盛湯時，將公用湯匙碰到自己用過的碗邊，而且
湯汁還從碗上流到鍋子邊。

☺你覺得，大胖、客人、店員與老闆遇到這樣的事情，他們心裡會有什麼感
覺？把你認為的答案勾起來☑。

□ 大胖覺得不衛生，這樣小保的口水有可能跑到整鍋湯裡了。

□ 老闆會覺得很憤怒，這樣那一整鍋湯就沒有人敢喝了。

□ 後面排隊的客人心裡覺得小保沒有考慮到其他人也想要盛裝。

☞ 解析

　　小保這樣的行為會讓後面還
想喝湯的客人不敢去盛裝，因為
湯裡有可能混著小保的口水，讓
大家心裡面感到不舒服。

✌ 建議

　　小保這樣做是不被允許的，所謂的
「公筷母匙」就是大家一起用的器具，
在裝湯時要小心避免將湯匙沾到或放到
自己的碗裡，因為這樣那支湯匙也就會
沾到自己的口水，而口水間接地跑到湯
裡面。若因為害怕湯會灑出來，建議可
以一次舀少一些，慢慢地倒進碗裡。

心 得 欄

按圖索驥

以下是許多我們社會約定俗成的一些用餐規則，可能跟你平時的用餐習慣不太一樣，但是它們會大大地為你的形象加分喔！

請參考表格右邊的「重要指數」，建議你開始練習時先從星星最多的項目選擇，有五顆或四顆星星是最迫切要先學會的項目，三顆以下則是我們衷心的建議，我們來看看大家認定的用餐規則有哪一些吧！

 米碗糕？

「約定俗成」的意思是事物的名稱或規則，在社會中長期地被倡導或使用，久而久之成為大家公認的習慣，是一種社會中不成文的默契。

衣篇

1.你不能不知道的基本規則

項目	內容	別人的心聲	重要指數
1—1	吃飯和吃點心前要先洗手，不然很可能會把細菌和病毒跟著食物一起吃到肚子裡，這樣會很容易生病。	阿德認為吃飯前應該要先洗手，這樣子才不會把細菌或病毒吞到肚子裡了。若是看到別人手髒髒的就吃東西，阿德會覺得有點不太衛生。	★ ★ ★ ★ ★
1—2	咀嚼食物時要閉著嘴巴，否則別人可能會看到你正在咀嚼的食物或是聽到咬碎食物的聲音。	小清覺得吃東西不閉嘴巴，且還看到對方嘴巴裡的食物，會讓人感覺有些噁心。	★ ★ ★ ★ ★

1—3	不要對著別人的食物打噴嚏或咳嗽，如果你想打噴嚏或咳嗽時，可以離開座位到較遠的地方去，或轉頭用衛生紙搗住口鼻，之後再說：「不好意思。」	在吃飯時有人對著大胖打噴嚏，大胖會覺得心裡有些不舒服，而且自己的食物、臉和身體也有可能被對方噴到口水。	★ ★ ★ ★ ★
1—4	不要在沒有取得允許前吃別人的食物。	大胖曾經遇到過有朋友直接在他的面前夾走他最喜歡的雞排，當下讓大胖心裡覺得很不舒服，或許朋友可以先詢問過他。	★ ★ ★ ★ ★
1—5	只使用自己的餐具，不順手拿他人的餐具。	小清吃飯時都只用自己的餐具，因為她知道拿取別人的餐具來使用是不太適當的，而且這樣別人也會不敢再使用那些餐具，會造成不方便。	★ ★ ★ ★ ★
1—6	吃東西時儘量降低發出的聲音，尤其是喝湯、吃麵時，不要用「吸」的，會發出ㄙㄨ～的聲音，可以使用湯匙將湯或麵送入口中。	阿德吃麵時若遇到旁邊的客人是用吸的方式吃麵時，他會儘量小心地遠離那位客人，因為這樣很有可能會把麵湯噴得到處都是，而且還有可能弄髒阿德的衣服，所以阿德在吃麵時都會小心地使用筷子夾取，避免上述的情況發生。	★ ★ ★ ★ ★
1—7	食物掉到地上，就不能再拿起來吃，因為食物上已經附有細菌，吃下去的話很容易生病。	小清覺得吃「掉到地上」的食物不僅有可能會生病，而且也會間接地讓旁邊的人覺得不衛生。	★ ★ ★ ★ ★

1—8	不要使用自己的筷子在菜裡面攪動或挑菜（先看好想吃的菜再下手）。	阿德看到有人使用自己的筷子攪動菜餚，心中會不自覺的感到不舒服，因為那道菜裡已經混了那個人的口水，讓他不敢再吃那道菜了。	★ ★ ★ ★ ★
1—9	吃飯時，腳不能盤放在椅子上，也不可以抖腳，要端正地坐好。	阿德在家裡或是在外面餐廳吃飯都會端正地坐好，因為他知道吃飯時抖腳或是盤腿在椅子上，這樣的行為會讓同桌的人或是旁邊的客人感到不適當，覺得不太莊重。	★ ★ ★ ★ ★
1—10	絕對不能使用筷子、湯匙或刀叉敲打碗盤。	阿德認為吃飯時敲打碗盤不太適當，因為吃飯時應該要安靜地享用，敲打碗盤製造的聲音可能會影響到其他用餐的人，造成他人的不舒服。	★ ★ ★ ★ ★
1—11	當餐點裡有自己不想吃的食物，若未經對方的允許，不可以把不想吃的食物丟在別人的碗盤裡，但可以用衛生紙包起來，放在桌上。	自己不喜歡吃的食物，別人也不見得喜歡吃。阿德吃飯時若餐點裡有自己不喜歡的食物，他會用衛生紙包起來，放在桌上。若直接放到別人的碗盤中，對方可能會介意你不喜歡的才丟給他。	★ ★ ★ ★ ★
1—12	與他人同桌用餐時，手肘不能撐開放在桌上，因為會造成別人的不方便。	小清去餐廳吃飯時，不喜歡坐在將手肘撐開放在桌上的人旁邊，因為這樣的行為會壓縮到小清用餐的空間，讓小清覺得有些不方便。	★ ★ ★ ★ ☆

1—13	食物再好吃都不能舔盤子。	阿德吃飯時看到有人直接將吃完的空盤拿起來舔剩餘的醬汁，心中會覺得那個人的行為有點奇怪，不符合用餐禮儀。雖然我們會用「好吃到讓人舔盤子」一詞來形容食物很美味，但在公共場合（例如餐廳或與朋友聚會），我們不會做出「舔盤子」的行為。	★★★★☆
1—14	當你吃到不喜歡的食物時，儘量不要吃一小口又馬上吐回盤子上，可以用衛生紙將它包好放在盤子邊或小垃圾桶中。	大胖看到別人吐出來的食物時，會不自覺得感到有些不舒服，進而影響大胖的食慾，這樣的行為有些失禮。	★★★★☆
1—15	桌子上有某樣你很喜歡的菜，不可以一開始就一直夾那道菜甚至是夾光光。	小清在用餐時看到自己非常喜歡的菜餚，她會一開始先拿取一些，因為她知道有可能其他人也會想要取用，她會耐心地等到大家都取用完畢後再次夾取。如果一道菜裡最好的部分只有一樣（例如只有一隻雞腿），建議不要搶先夾取，可以先問「有沒有人想吃雞腿？」，如果有其他人也想吃，可以一起分享。搶先夾取最好的部分或夾光某道菜可能讓人覺得自私，未考慮到其他人。	★★★★☆
1—16	吃過的食物殘渣如：水果籽或骨頭，不要直接吐在餐桌上或盤子裡，要使用衛生紙接住你所吐出的食物殘渣並包好，儘量不讓別人看到。	大胖在吃飯時看到別人吐出來的東西時，會覺得不太舒服，可以的話，儘量使用衛生紙包起來會更好。	★★★☆☆
1—17	如果你想用牙籤剔牙，務必將手遮在嘴前。	阿德在剔牙時會用另外一隻手遮在嘴前，因為這樣別人就不會看到他牙齒上的菜渣而感到介意。	★★★☆☆

1—18	如果你要使用調味料，儘量將調味料放在靠近自己的地方，因為這樣會一直伸手跨越到別人的面前，會造成別人的不方便。	小清與小保一起吃麵，但小保一直跨越小清的面前去拿取調味料，這樣的行為有可能會影響小清的用餐，讓小清感覺不方便。	★★★☆☆
1—19	調味料宜適量使用，主餐吃完就不要再加。	大胖覺得已經用完餐點還一直加調味料的行為，感覺有點貪小便宜，大多數人不會這麼做。	★★★☆☆
1—20	當你到超級市場遇到提供試吃的攤位時，你可以試吃一份或一部分的試吃餐點，但不要一直跟同一個攤位取用同樣的食物。	提供試吃的目的是希望顧客能購買商品。試吃攤販的阿姨遇到一直取用試吃餐點的客人，會覺得他有些失禮，也會覺得那位客人有些貪小便宜，只是一直試吃而不購買，心中會對這樣的行為感到不喜歡。	★★★☆☆

2.在家裡

項目	內容	別人的心聲	重要指數
2—1	用餐後，要幫忙將碗盤收到洗碗槽清洗及幫忙收拾剩下的菜餚，不要一吃完就跑去看電視或做自己的事情，這樣的行為很沒禮貌。	小清覺得在別人家用餐完後，應該要幫忙收拾餐桌，因為家人為了準備餐點已經花費了很大的心力，應當要適時地表達協助與謝意。	★★★★★
2—2	當你要吃某樣東西時，別人跟你說：「你要滾一下喔！」或「你要熱一下喔！」意思是要你先將食物「加熱」，不是叫你吃前先在地上滾一滾或把自己變得很熱。	大胖叫小保把菜「滾一下喔」，結果看到小保在地上滾來滾去，這樣的行為讓大胖覺得他很奇怪……	★★☆☆☆

3.外出時

情境分類	項目	內容	別人的心聲	重要指數
在朋友家	3—1	在朋友家吃飯時，要等到朋友說「開飯了」才主動坐到餐桌上，並且避免到廚房內催促上菜。	阿德覺得到別人家作客還到廚房內催促主人上菜的行為已經對主人失禮了，主人可能為這次的聚餐花費了相當的心力，所以客人應該要耐心地等待，若催促上菜可能會讓主人心裡感到有些不舒服。	★★★★★
	3—2	如果朋友招待你的食物你不太喜歡且沒有選擇，你可以說：「吃一點就好了」或「我不太餓ㄟ！」儘量不要直接批評或拒絕朋友做的食物。	小清細心準備的菜餚被小保批評不好吃，小清心裡覺得有些難過，準備這麼久居然還遭到批評，吃力不討好。	★★★★★

在朋友家	3—3	用餐後，要幫忙將碗盤收到洗碗槽，不要一吃完就離開飯廳。	小清認為用餐後儘量要主動幫助將碗盤收拾到廚房，一方面是主動協助，一方面也可以間接地表達謝意。	★★★★★
	3—4	如果朋友問你對今天的餐點覺得如何，即使覺得非常難吃，你可以說：「很謝謝你為我精心準備這些餐點！或「謝謝你邀請我來你家吃飯！」	大胖認為即使朋友準備的餐點不是很好吃，我們也要儘量以其他的話語替代批評，這是很貼心的舉動，而且也表示你有留意到朋友的心情與感受。	★★★★★
	3—5	如果你已經吃飽了，朋友還在吃，可以留在餐桌上陪他們聊一下，不要馬上跑去看電視，留下他們自己用餐。	阿德即使自己已經吃飽了，也要留在餐桌上陪伴還未用完餐的朋友，若是吃完就自己先離開，會讓朋友覺得你只考慮到自己，朋友也可能感覺到「要趕快吃完」的壓力。如果與朋友聚會但自己有事須吃完先離開時，記得要說「大家請慢慢享用，很抱歉我有其他事情需要先離開」。	★★★★☆
餐廳	3—6	不要盯著別人的食物一直看。	小清吃飯時若有人一直盯著她的食物看，她覺得有些不自在，心中會猜想那個人是不是很想吃自己的食物，心中感到有些不舒服，若可以的話，或許可以直接詢問會更好。例如：我可以吃一口你的餐點看看嗎？它看起來很美味！	★★★★★
	3—7	若吃飯時，手機響了要和同桌的人說：「不好意思，我出去接一下電話。」並且離開座位。	大胖與朋友一同吃飯時若手機響起，他會先告知朋友要先離席接電話，這樣的行為是一個貼心的舉動，表示留意到朋友的感受，若是未告知而離席會讓朋友不知道發生了什麼事。	★★★★★

	3—8	不要對周遭的人及服務生指指點點或發表評論，這樣會讓別人感覺很不舒服。	阿孝學長聽到亮亮正在大聲批評服務生很胖，他會覺得有些丟臉而且也覺得這樣的行為已經對服務生有些失禮了。 剛剛那個服務生好胖，好像豬八戒！	★★★★★
餐廳	3—9	與朋友聚餐時應該自己負擔自己用餐的費用，除非是特殊情形有人要請客。	阿德認為出去吃飯不可以一味地認為別人都需要幫你付費，自己的餐點應當自己負擔，除非是特殊情形才可以讓別人請客，例如：是壽星或曾幫別人的忙。當別人說要請客時，要先想想對方請客的「動機」，以避免落入鴻門宴的窘境。 米碗糕？ 「鴻門宴」這個歷史故事是出自於司馬遷寫的《史記・項羽本紀》中，因為故事內容很精彩，蝦伯沒辦法在這小小的框框中講完。建議有興趣的朋友去翻翻書或上網搜尋喔！在本段「鴻門宴」的意思是指「不懷好意的邀宴」。	★★★★★

餐廳	3—10	若想要上廁所，要和同桌的人說：「我去一下洗手間。」 	阿德與亮亮一同吃飯時若想上洗手間，他會先告知亮亮要先離席，這樣的行為是一個貼心的舉動，表示在乎亮亮的感受，若是未告知而離席會讓亮亮不知道發生了什麼事。	★★★★★
	3—11	如果送來的餐點與你點的不同，不要馬上有情緒反應，跟服務人員說明即可。 	小保遇到送上錯誤餐點時的處理方式有些不適當，或許可以直接跟服務生說明此情形，不需要讓自己生氣，也破壞了用餐的感覺。	★★★★☆
	3—12	如果別人對你的食物有興趣，你可以和他分享：「要不要吃一點看看呢？」	阿德若是發現朋友想要嚐嚐看他的食物，他會主動地詢問對方，這樣的行為會讓他的朋友感到貼心，會覺得阿德有留意到朋友的心情與想法。	★★★☆☆
	3—13	如果你對別人的食物有興趣，你可以問他：「我可以嚐看看嗎？」並且等待對方盛裝食物給你，不要指定你要吃哪一個食物。你也可以反問他：「要不要試試看我的餐點？」	大胖覺得主動詢問是一件好事情，這樣朋友才知道你的想法。但是指定要哪些食物或是大量的品嚐是有些失禮的。	★★★☆☆

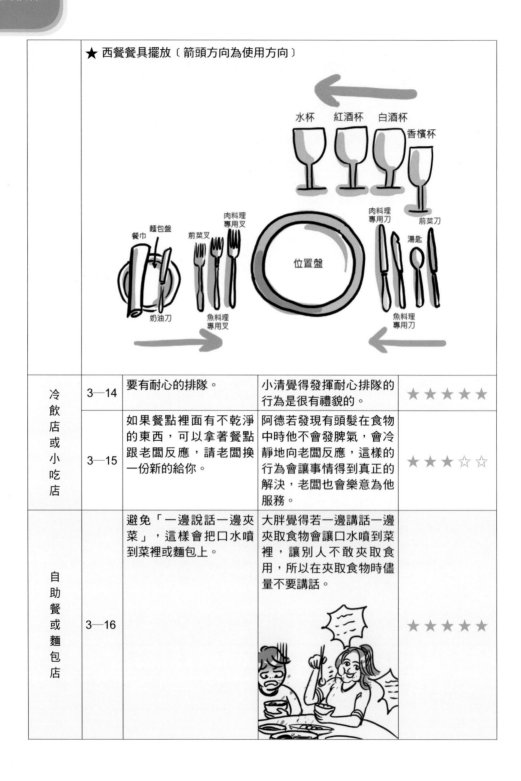

★ 西餐餐具擺放〔箭頭方向為使用方向〕

水杯　紅酒杯　白酒杯　香檳杯

肉料理專用叉　　肉料理專用刀　前菜刀

餐巾　麵包盤　前菜叉　　　　　　　　　　　湯匙

位置盤

奶油刀　　魚料理專用叉　　　　　魚料理專用刀

冷飲店或小吃店	3—14	要有耐心的排隊。	小清覺得發揮耐心排隊的行為是很有禮貌的。	★ ★ ★ ★ ★
	3—15	如果餐點裡面有不乾淨的東西，可以拿著餐點跟老闆反應，請老闆換一份新的給你。	阿德若發現有頭髮在食物中時他不會發脾氣，會冷靜地向老闆反應，這樣的行為會讓事情得到真正的解決，老闆也會樂意為他服務。	★ ★ ★ ☆ ☆
自助餐或麵包店	3—16	避免「一邊說話一邊夾菜」，這樣會把口水噴到菜裡或麵包上。	大胖覺得若一邊講話一邊夾取食物會讓口水噴到菜裡，讓別人不敢夾取食用，所以在夾取食物時儘量不要講話。	★ ★ ★ ★ ★

自助餐或麵包店	3—17	不能用手去碰食物。	小清覺得用手去觸碰要吃的食物這樣有些不衛生，因為可能手上有很多的細菌或病毒，若觸碰過了就沒有人敢吃了。	★★★★★
	3—18	若已夾取的食物，就不能再放回去了。	阿德認為已經夾到盤子上的食物不應該再夾回去公盤中，這樣的行為會讓別人覺得介意，也會讓別人不敢吃那道菜。	★★★★★
	3—19	盛湯時，湯杓不能碰到碗，且應避免讓湯溢出到鍋裡。	大胖覺得盛湯時若有人將湯勺碰到已用過的碗邊，或是溢出來的湯又流到鍋子裡，這樣的行為會讓其他想取用湯的客人心中感到不舒服。	★★★★☆
	3—20	若餐具掉了就不要撿，因為上面已經附有很多細菌，再使用的話很有可能會生病。	小清覺得使用掉到地上的餐具有些不衛生，掉到地上的餐具可能沾有很多細菌跟灰塵，若再使用很可能會將那些細菌和灰塵吃到肚子裡，而且旁邊的人也會覺得你這樣的行為很奇怪。	★★★☆☆
速食店（例如：麥當勞、肯德基、摩斯漢堡、丹丹漢堡、漢堡王）	3—21	進入速食店後不要一屁股就坐在座位上，不會有服務生來，要自己去櫃檯點餐。	阿德知道到速食店用餐是要自己去櫃檯點餐的，若一進速食店就一屁股坐下來等待服務人員來點餐，是無法得到點餐服務的。	★★★★★
	3—22	與同伴共同進餐時，要主動為人服務，例如：幫忙點餐、拿餐具等。	小清覺得與人共餐時幫忙拿取餐具是十分貼心的行為，相反的，若一味地等待別人幫你拿取餐具，會讓別人覺得你都不幫忙，只等著被服務，因此而對你觀感不佳。	★★★★★
	3—23	點餐前要耐心的排隊。	小清覺得發揮耐心排隊的行為是很有禮貌的。	★★★★★

	3—24	大家在餐後都會自己清理桌面，並將托盤內的垃圾分類丟到垃圾桶。	速食餐廳裡的點餐與收拾都須自己負責，若吃完後把垃圾放在桌上就逕行離開，這樣的行為會增加服務人員的困擾，別人也會覺得你很奇怪。	★ ★ ★ ★ ★
	3—25	如果服務人員推銷自己不需要的商品或餐點，可以說「我不需要，謝謝。」	阿德覺得直接告知服務人員「不需要」的行為很好，直接表明想法，可以省下自己與服務人員的麻煩。	★ ★ ★ ★ ☆
速 食 店（例如：麥當勞、肯德基、摩 斯 漢堡、丹丹漢堡、漢堡王）	3—26	如果沒有要在店裡吃餐點，在點餐時就要告訴服務生你要「外帶」。 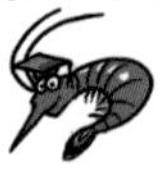 **米碗糕？** 「囧」是現在很流行的網路表情文字，「囧」的內小「八」字視為眉眼，「口」視為嘴。它的內涵就是：真是無奈或者是真拿它沒辦法之類的意思。如右圖店員的臉。	小清覺得要外帶應事先告知服務生，若沒有事先說明要外帶，會增加服務生的困擾，而且也浪費資源〔盛裝的餐具〕。 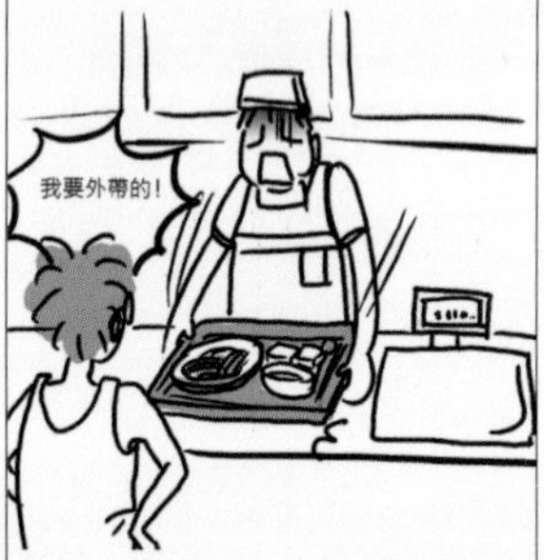 我要外帶的!	★ ★ ★ ☆ ☆
	3—27	當你將餐點外帶時，注意不要搖晃食物，它可能會灑出來。（很多店家使用的是紙袋） 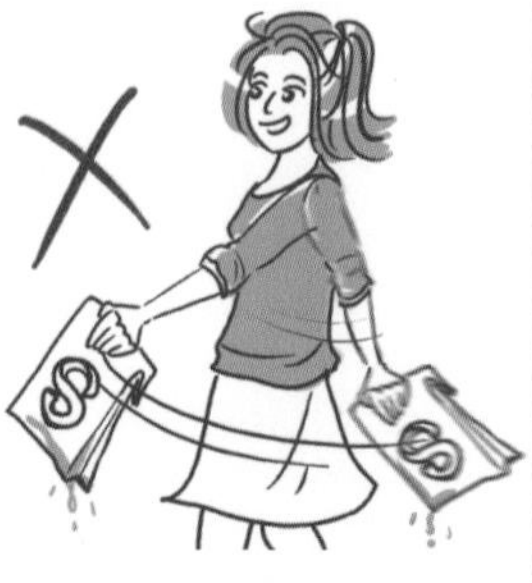	速食店多半是使用紙袋來裝外帶的食物，而不是塑膠袋。若裝飲料的紙袋沒拿好，很有可能會溢灑出來，進而沾到自己的衣服，也有可能滴到地板上，讓環境變髒亂，增加自己與他人的困擾。	★ ★ ★ ☆ ☆

Good or Bad ?

　　下面有五張關於用餐的社交情境圖片，每一張圖片都有不同的涵義，請大家仔細看看每一張圖片，並且判斷究竟這樣的作法對於別人會有什麼樣的感覺，如果你覺得是「好的」，就請把 👍 圈起來；如果你覺得這樣做是「不好的」，就請把 👎 圈起來。並且還要想想這樣做會有什麼後果，如果有其他的想法也可以寫在「我覺得……」那一欄喔！

情境圖片	別人的感受（請圈選）	這樣做會有什麼後果
小保吃飯時想打噴嚏，他轉頭用衛生紙摀住口鼻，並說：「不好意思」。 〔參考1-3〕		A. 朋友會覺得你有些不衛生，而減低未來與你共餐的意願。 B. 跟朋友的感情會越來越好。 C. 朋友會覺得沒什麼，乃人之常情嘛！ 答案：＿＿＿＿＿ 我覺得：＿＿＿＿＿ ＿＿＿＿＿＿＿＿
亮亮吃飯時，手肘撐開放在桌上。 〔參考1-12〕		A. 朋友會覺得沒什麼。 B. 朋友會覺得你已經占用了別人用餐的空間，這樣會讓他吃飯不方便。 C. 增加肢體的接觸，跟朋友的感情會越來越好。 答案：＿＿＿＿＿ 我覺得：＿＿＿＿＿ ＿＿＿＿＿＿＿＿

阿德在餐後都會自己清理桌面，並將托盤內的垃圾分類丟到垃圾桶。 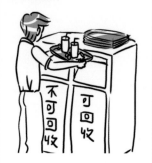 〔參考3-24〕	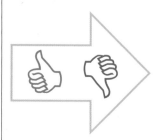	A. 朋友會覺得這樣有些奇怪！ B. 朋友會覺得沒什麼感覺。 C. 朋友會覺得你好有禮貌。 答案：_____ 我覺得：_____ _____
亮亮到超級市場遇到提供試吃的攤位時，她都試吃一份或一部分的試吃餐點。 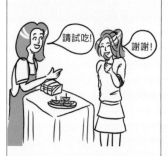 〔參考1-20〕	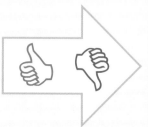	A. 同一個攤販會覺得很高興。 B. 同一個攤販的心裡不會不舒服！ C. 同一個攤販會覺得你有些貪小便宜。 答案：_____ 我覺得：_____ _____
阿德想要上廁所，會和同桌的人說：「我去一下洗手間。」 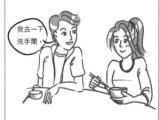 〔參考3-10〕	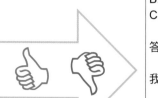	A. 朋友會覺得你很有禮貌，離開前會先告知。 B. 朋友會覺得你有些奇怪。 C. 朋友的感情會越來越差。 答案：_____ 我覺得：_____ _____

哪裡有問題

歡迎大家來到第一個挑戰區，下面有四個不同的情境，每一個情境都有一些別人可能看起來有些奇怪的地方，請大家幫幫宅男小保與宅女亮亮把它找出來，並且寫到「你認為哪裡有問題」這一格之中；另外，也猜想一下，如果別人看到這些情況，他們會有什麼感覺，請你在「別人會有什麼感覺」這一格之中選出最適當的答案；最後也請你對自己反省一下，1到5分對於該情境你的表現程度，最高5分，最低1分，請你勾選，並且也可以寫下你認為可以做的更好的方法！

> **分數說明**
> 5分：總是做到，並且表現好。
> 4分：經常做到，並且表現好。
> 3分：通常做到，並且表現好。
> 2分：很少做到，並且表現好。
> 1分：都沒做到。

情境	你認為哪裡有問題	別人會有什麼感覺	反省（請勾選）	參考
宅男小保被邀請到朋友家吃飯，他發現在餐桌上有一道他最愛吃的蔥爆牛肉，結果他就一直夾一直夾，直到他吃飽。		1. 會覺得他有些自私。 2. 沒感覺。 3. 會覺得他很幽默。 答案：＿＿＿＿＿。	□ □ □ □ □ 1　2　3　4　5 我可以：	1—15
宅男小保跟同事一起到簡餐店吃晚餐，他點了一道紅酒菲力牛肉義大利麵，吃完之後還津津有味地舔盤中剩的醬汁，覺得真是人間美味啊！		1. 會覺得他沒什麼問題。 2. 會覺得他有點奇怪。 3. 會覺得他很有禮貌。 答案：＿＿＿＿＿。	□ □ □ □ □ 1　2　3　4　5 我可以：	1—13
宅女亮亮中午跟同學一起吃麵，吃麵時還不時發出ㄙㄨ～的聲音，她覺得這碗麵真的是「喔咿西阿」！		1. 會覺得她很好笑。 2. 覺得她很時髦。 3. 覺得她有些失禮。 答案：＿＿＿＿＿。	□ □ □ □ □ 1　2　3　4　5 我可以：	1—6
宅女亮亮跟朋友一起去吃涮涮鍋，每一個人都有自己的餐具，但是宅女亮亮覺得她需要多一支湯匙，她便順手拿起她朋友的湯匙來喝湯，並且把她不喜歡吃的紅蘿蔔夾到她朋友的碗裡。		1. 會覺得她有些不衛生。 2. 沒感覺。 3. 會覺得她很幽默。 4. 會覺得她有些奇怪。 答案：＿＿＿＿＿。 （可複選）	□ □ □ □ □ 1　2　3　4　5 我可以：	1—5 1—11

動動腦，闖關去

下面有十二道的題目，請大家看完之後，選擇你要的答案並且圈選起來，然後到最後對照自己的分數，而且將每一題的分數相加起來，最後得到一個總分，來看看你究竟有多厲害吧！加油喔！

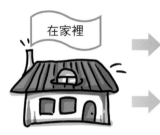

在家裡

Q1：當你要吃某樣東西時，別人跟你說：「你要滾一下喔！」或「你要熱一下喔！」是叫你吃東西前先在地上滾一滾或把自己變得很熱。〔參考2-2〕

YES
NO

Q2：用餐後，要幫忙將碗盤收到洗碗槽清洗及幫忙收拾剩下的菜，不要一吃完就跑去看電視或做自己的事情，這樣會有點失禮。〔參考2-1〕

YES
NO

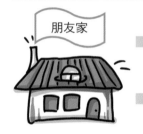

朋友家

Q3：如果你已經吃飽了，朋友還在吃，可以馬上跑去看電視，留下他們自己吃。〔參考3-5〕

YES
NO

Q4：在朋友家吃飯，今天的菜餚實在不合你的胃口，這時不可以直接說不好吃。〔參考3-2〕

YES
NO

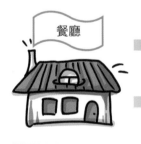

餐廳

Q5：如果別人對你的食物有興趣，這時你可以和他分享：「要不要吃一點看看？」〔參考3-12〕

YES
NO

Q6：若吃飯時，手機響了要和同桌的人說：「不好意思，我出去接一下電話。」之後才離開座位。〔參考3-7〕

YES
NO

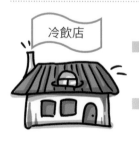

冷飲店

Q7：如果餐點裡面有不乾淨的東西，這時候可以拿著餐點跟老闆反應，請老闆換一份新的給你。〔參考3-15〕

YES
NO

Q8：在飲料店購買飲料時，要有耐心地排隊。〔參考3-14〕

YES
NO

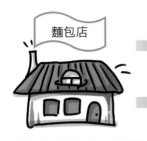

麵包店

Q9：如果餐具掉到地上就不要再撿拾來使用，因為上面可能已經附有很多細菌，再使用的話很有可能會生病。〔參考3-20〕　**YES** / **NO**

Q10：在麵包店買麵包時，可以一邊夾取麵包，一邊和同學講話。〔參考3-16〕　**YES** / **NO**

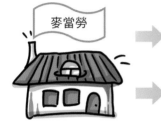

麥當勞

Q11：如果服務人員推銷自己不需要的商品或餐點，這時不要理他就好。〔參考3-25〕　**YES** / **NO**

Q12：進入速食店後不要一屁股就坐在座位上，不會有服務生來，要自己去櫃檯點餐。〔參考3-21〕　**YES** / **NO**

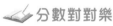 **分數對對樂**

題號	Q1	Q2	Q3	Q4	Q5	Q6	Q7	Q8	Q9	Q10	Q11	Q12
YES	1	2	1	1	2	2	2	2	2	1	1	2
NO	2	1	2	2	1	1	1	1	1	2	2	1

總分：＿＿＿＿＿＿＿＿

決戰命運的時刻

10分以下	分數落在這裡的朋友，你得再加把勁囉！如果對於書中的概念不是很清楚，記得要常常翻翻這本書喔！長期累積下來，你的功力一定會大增的！
11分-15分	分數落在這裡的朋友，你已經答對很多題目囉，再加點油一定可以全部答對的，讓自己成為一個社交高手吧！
16分-20分	分數落在這裡的朋友，很不錯喔！答對了一半以上的題目了呢！再加把勁，就可以全部答對囉！要記得努力實踐在實際生活中喔！
21分-24分	分數落在這裡的朋友，表示你幾乎每一個題目都答對喔！真是太厲害了！如果你可以將你從書上學到的知識與方法運用到實際的生活中，這將會對你有很大幫助喔！說不定還可以成為萬人迷呢！

心得欄

二、衣的藝術

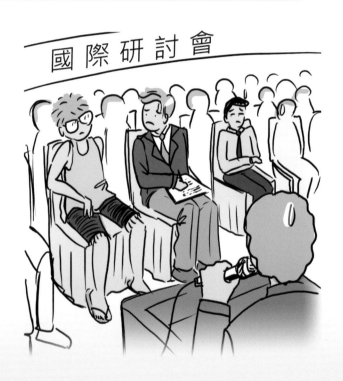

所謂佛要金裝、人要衣裝，穿著通常是人對人很重要的第一印象，如果你穿著得宜，又很有自己搭配的風格，這樣的你很有機會成為型男和靚女呢！我們也常在社交的場合和別人建立關係，適切的穿著禮儀是首要的第一步喔！「衣的藝術」是一項可以帶著走的學問，千萬別在衣著上失了面子喔！

圖中的宅男小保參加專業的國際研討會時發生了什麼很糗的狀況呢？

你準備好了嗎？讓我們一起看故事的主角們發生了什麼事？

Action！

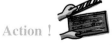

讓我們逛街去

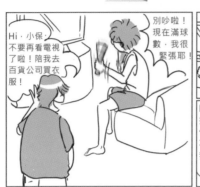

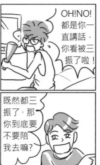

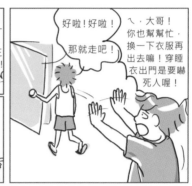

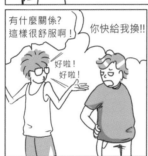

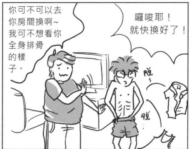

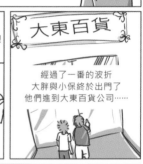

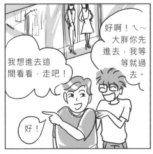

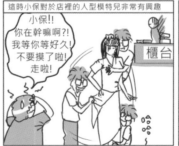

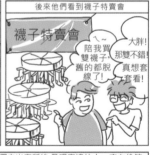

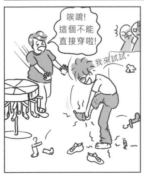

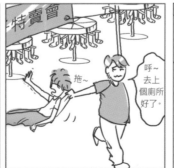

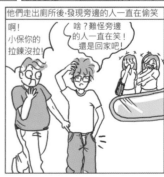

大家看完這個故事，想必心中有很多的想法，在這則故事中，小保發生了一些讓人覺得難為情的事情，到底是哪些事情呢？

事件一　小保穿著睡衣就想與大胖去百貨公司。

☺你覺得，大胖遇到這樣的事情，他心裡會有什麼感覺？**把你認為的答案勾起來**☑。
- □ 大胖會覺得小保有些失禮，跟他走在一起時，旁邊的人可能會一直看。
- □ 大胖會覺得沒有什麼啊！穿著自己認為最舒服的衣服出門並沒錯呀！
- □ 大胖會覺得小保應該要多注意一下自己的穿著打扮。

☝ 解析

小保認為穿睡衣很舒服，所以想穿睡衣出門，事實上這是有些失禮的行為，若真的穿睡衣出門，旁邊的行人很有可能會一直盯著你看，或對你指指點點，覺得你有些奇怪。

✌ 建議

我們應該都要學會配合場合來選擇穿的衣服，例如較正式的場合，不宜穿著牛仔褲及拖鞋；參加喪禮不宜穿著大紅色，或是暴露的衣服，這樣的打扮會顯得有些不莊重，對方會覺得不被尊重。

事件二　小保在大胖的面前，直接把衣服脫掉來換衣服。

☺你覺得，大胖遇到這樣的事情，他心裡會有什麼感覺？**把你認為的答案勾起來**☑。
- □ 大胖會覺得沒有什麼感覺，換衣服就換衣服嘛！
- □ 大胖會覺得難為情，為什麼要在我面前換衣服。
- □ 大胖會覺得如果被其他女生看到，女生會覺得有些不舒服。

☝ 解析

小保在大胖面前直接脫光光換衣服，讓大胖感覺難為情，畢竟身體是屬於自己的隱私，大胖看到小保赤裸的身體會覺得尷尬，當然也會覺得有些介意！

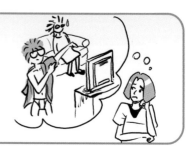

建議

　　當需要換脫衣服時，不管是男生或女生都要到沒有其他人會看到自己赤裸身體的地方，我們大多會在自己的房間或是廁所換衣服，這樣才不會讓自己或其他人覺得難為情。

事件三　　小保對店家的人型模特兒摸來摸去。

☺你覺得，大胖看到這樣的事情，他心裡會有什麼感覺？**把你認為的答案勾起來☑**。

☐ 他會覺得有些丟臉，哪有人會一直摸模特兒的身體呢！

☐ 他覺得小保有些奇怪，旁邊的人也會覺得小保很奇怪。

☐ 大胖會覺得有些難為情，對店家也很不好意思。

☐ 大胖不覺得這樣的行為很奇怪。

解析

　　大胖覺得小保這樣的行為會讓店家及旁邊的人都覺得這個人的行為有些奇怪。

建議

　　逛街時，不要去碰觸人型模特兒的衣物、掀人型模特兒的衣服或摸人型模特兒的身體，因為人型模特兒或其衣物可能會因碰觸而掉落。如果對於模特兒身上的衣物有興趣，可以直接詢問店員。如果覺得人型模特兒做得很逼真，也不應該觸摸特兒，因為這樣子可能讓別人誤會你有不良的企圖。

事件四　　小保將新襪子拿來試穿。

☺你覺得，大胖看到這樣的事情，他心裡會有什麼感覺？**把你認為的答案勾起來☑**。

☐ 大胖會覺得小保有些不衛生，貼身衣物是不能試穿的。

☐ 大胖會覺得小保對店家有些失禮。

☐ 大胖會覺得試穿新衣物是合理的啊，覺得沒有什麼不對的。

☐ 大胖會認為店家一定不歡迎他們再度光臨，覺得有些丟臉。

解析

內褲跟襪子屬於貼身衣物，大多數都是不能試穿的。因為試穿過的內褲跟襪子，會讓下一個想購買的顧客覺得不衛生，也會造成店家的困擾。試穿泳衣或泳褲時，胯下的貼紙也不可以拿掉，同樣是基於衛生的考量。

建議

如果想要知道內褲或襪子尺寸合不合適，可以直接詢問店員，但不可以試穿，請店員幫你拿取適合的尺寸即可。

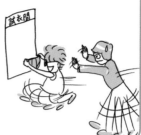

事件五 小保上完廁所後，沒有檢查褲子是否穿好，沒注意到拉鍊沒拉上。

☺ 你覺得，大胖看到這樣的事情，他心裡會有什麼感覺？**把你認為的答案勾起來☑。**

☐ 大胖覺得很不好意思喔！小保怎麼這麼粗心大意呢！

☐ 大胖會覺得旁邊的路人心裡會感到難為情。

☐ 大胖覺得沒什麼啊！沒拉好就趕快拉上就好了，沒什麼特別感覺。

解析

小保上完廁所後沒有仔細檢查自己的拉鍊有沒有拉好就走出來了，結果讓別人看到他的內褲，實在很難為情。

建議

如果上完廁所後沒有檢查衣服是否塞好，裙子或拉鍊是否拉好，很容易就曝光了，這樣的曝光可能連自己也沒感覺到，不僅會讓旁邊看到的人很尷尬之外，也會讓自己陷入很糗的窘境。

 米碗糕？

「曝光」的意思原先指的是照相機裡的膠捲底片因為受到不同強弱程度的光線照射時，產生了化學變化而留下影像的過程。

現在的「曝光」除了上面的意思，還有1.形容身體的隱私部位被看到了，如：一陣風吹起，她裙下的內褲曝光了，以及2.形容人物或事件出現或被大眾看到，如：這位歌星最近的「曝光率」很高，每個節目都邀請他。

Part1

變形金剛

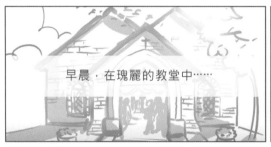

早晨，在瑰麗的教堂中⋯⋯

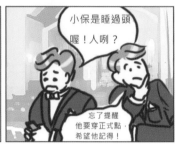

小保是睡過頭喔！人咧？

忘了提醒他要穿正式點，希望他記得！

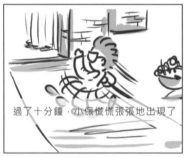

過了十分鐘，小保慌慌張張地出現了

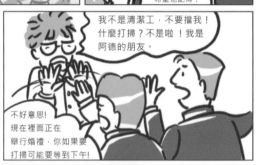

我不是清潔工，不要擋我！什麼打掃？不是啦！我是阿德的朋友。

不好意思！現在裡面正在舉行婚禮，你如果要打掃可能要等到下午！

小保他終於來了！

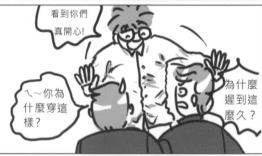

看到你們真開心！

ㄟ～你為什麼穿這樣？

為什麼遲到這麼久？

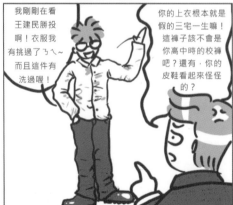

我剛剛在看王建民勝投啊！衣服我有挑過了ㄋㄟ～而且這件有洗過喔！

你的上衣根本就是假的三宅一生嘛！這褲子該不會是你高中時的校褲吧？還有，你的皮鞋看起來怪怪的？

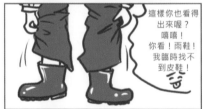

這樣你也看得出來喔！嘻嘻！你看！雨鞋！我臨時找不到皮鞋！

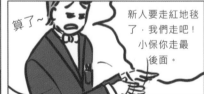

算了～

新人要走紅地毯了，我們走吧！小保你走最後面。

事件一 小保穿著假三宅一生的上衣和高中學校的褲子，並且穿上雨鞋參加婚禮。

☺你覺得，大胖、阿德及其他參加婚禮的人看到這樣的事情，他們心裡會有什麼感覺？**把你認為的答案勾起來☑。**

☐ 大胖及阿德覺得有些尷尬，因為小保在婚禮的公共場合穿著不適當的衣服。

☐ 大胖及阿德認為小保很懂　禮貌，這樣穿是OK的。

☐ 參加婚禮的其他賓客會覺得小保有些奇怪。

 米碗糕？

「三宅一生」是一個日本設計師 Issey Miyake所創的服裝品牌。

一九八九年，三宅推出皺褶系列，其品牌之一是「pleats，please」，此系列的服裝以特殊皺摺創造出的立體感而聞名，可算是其代表作品，所以漫畫中以「三宅一生」來譬喻小保的衣服很皺。

☝ **解析**

　　小保參加阿德哥哥的婚禮，卻沒有挑選適當的衣服，穿著與場合不相稱的衣服會讓對方覺得不被尊重。

✌ **建議**

　　請參考後面「應該怎麼穿」的婚禮部分，參加任何的婚禮都應避免穿著奇裝異服（服裝很引人矚目，但會讓人覺得奇怪或與場合不相稱的），盡量穿著喜氣顏色或正式的服裝，例如：紅色系衣裙或西裝。

Part2

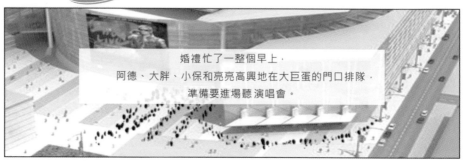

婚禮忙了一整個早上，
阿德、大胖、小保和亮亮高興地在大巨蛋的門口排隊，
準備要進場聽演唱會。

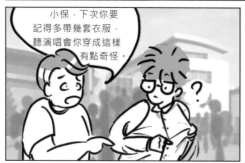

小保，下次你要
記得多帶幾套衣服，
聽演唱會你穿成這樣
有點奇怪。

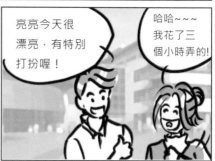

亮亮今天很
漂亮，有特別
打扮喔！

哈哈～～～
我花了三
個小時弄的！

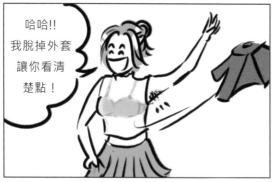

哈哈!!
我脫掉外套
讓你看清
楚點！

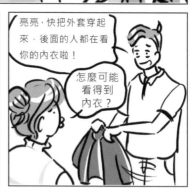

亮亮，快把外套穿起
來，後面的人都在看
你的內衣啦！

怎麼可能
看得到
內衣？

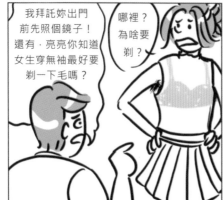

我拜託妳出門
前先照個鏡子！
還有，亮亮你知道
女生穿無袖最好要
剃一下毛嗎？

哪裡？
為啥要
剃？

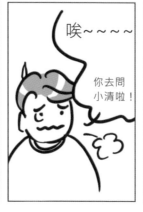

唉～～～～

你去問
小清啦！

完

事件二 小保明明知道晚上要跟大家一起去聽演唱會，但是卻沒有準備其他適合去演唱會的衣服。

☺你覺得，大胖、阿德及其他聽演唱會的人看到這樣的事情，他們心裡會有什麼感覺？**把你認為的答案勾起來☑。**
☐ 大胖及阿德認為小保是一個不細心的男生，沒有事前做好規劃。
☐ 參與演唱會的其他人會覺得小保那樣穿很奇怪。

☝解析

　　小保既然知道同一天要參加婚禮，晚上又要參加演唱會，應當細心準備適合不同場合的衣服，但是小保卻沒有這樣做，所以讓大家覺得他不夠細心。

✌建議

　　我們應該要配合場合來選擇穿著適當的衣服，例如較正式的場合，不宜穿著牛仔褲及拖鞋。

事件三 亮亮穿著白色的緊身針織衫配黑色的胸罩。

☺你覺得，大胖、阿德及其他旁邊看到的人遇到這樣的事情，心裡會有什麼感覺？**把你認為的答案勾起來☑。**
☐ 大胖及阿德覺得有些尷尬。
☐ 大胖及阿德覺得這樣子似乎不太適當。
☐ 大胖及阿德覺得這樣沒有什麼不妥，年輕人就是要這樣敢秀。
☐ 參與演唱會的其他人看到後會感到難為情。

☝解析

　　亮亮穿著白色的緊身針織衫搭配黑色的胸罩，黑色胸罩會從白色針織衫透出來，被別人看到胸罩的輪廓，這是一件很尷尬的事，別人也可能會難為情。

建議

　　當穿著較顯色的胸罩時（如黑色、紅色、墨綠、咖啡等），不要搭配較透明或淺色的上衣（如白色、粉紅色、淡黃色等），因為這樣別人會看到妳胸罩的輪廓，建議搭配較深色的衣物，這樣別人才不會看到妳的胸罩輪廓及顏色。有些人故意以顯色胸罩搭配透明或淺色上衣來造成「內衣外穿」的效果，但為了自身安全及社交禮貌的考量，不建議這樣的搭配方式。

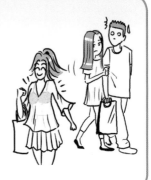

事件四　　亮亮穿無袖的衣服但沒有剃腋毛。

☺你覺得，大胖、阿德及其他旁邊看到的人遇到這樣的事情，心裡會有什麼感覺？**把你認為的答案勾起來☑**。

☐ 大胖及阿德覺得這樣子有些不舒服。

☐ 參與演唱會的其他人會覺得很難為情。

☐ 大胖及阿德覺得這樣沒有什麼不妥，年輕人　就是要這樣敢秀。

解析

　　女孩子若穿無袖衣服一定要剃腋毛，不然會讓旁人覺得你有些不細心。亮亮穿著無袖衣物但沒有剃腋毛，讓身旁的朋友感到尷尬。

建議

　　女孩子若要穿著無袖衣服出門，事先將腋毛剃除是比較禮貌的，所以穿著無袖衣物出門之前，一定要細心地檢查自己的腋下是否有清理乾淨，讓別人感覺你是個細心的女孩。但對於男生，就沒有需要剃腋毛的要求。

按圖索驥

4.在家裡

項目	內容	別人的心聲	重要指數
4—1	當有客人來家裡面拜訪時，你不能只穿著舒服的睡衣睡褲或汗衫內衣就出來迎接客人，你需要換上外出服，並稍微整理一下自己的外表。	小清認為只穿著自己舒服的睡衣睡褲或汗衫內衣就出來迎接客人，這樣的行為會讓客人介意且不太自在。	★ ★ ★ ★ ★
4—2	若家裡有異性時（夫妻除外），不要僅穿著內衣、內褲就在家裡活動。	阿德覺得家裡有異性時，僅穿內衣、內褲在家裡走動是令人尷尬的行為，這會讓對方覺得難為情。	★ ★ ★ ★ ★
4—3	不要穿錯別人的內衣褲。	大胖覺得內衣褲是貼身衣物，穿錯別人的內衣褲會讓人有衛生的疑慮，也讓被你穿錯的人所不喜歡。	★ ★ ★ ★ ☆
4—4	只能在浴室或臥室等隱密的地方換衣服。	小清只在浴室及臥室等隱密的地方換衣服，因為在其他的地方換衣服，可能會不小心讓別人看到而造成雙方都覺得尷尬。	★ ★ ★ ☆ ☆

5.外出時

項目	內容	別人的心聲	重要指數
5—1	配合季節、天氣狀況來選擇穿著衣服的厚薄及長短。	在很熱的夏天穿毛衣，小清覺得這樣的行為很奇怪，旁邊的路人也會覺得莫名奇妙。	★ ★ ★ ★ ★
5—2	配合場合來選擇穿著的衣服，例如較正式的場合，不宜穿著牛仔褲及拖鞋。 國際研討會 	在一個重要的會議中穿著夾腳拖鞋和短褲到場，阿德認為這樣實在有些失禮，會讓別人感到奇怪。	★ ★ ★ ★ ★
5—3	當你在公共場合發現自己的內衣需要「調整」或內褲夾進到股溝裡（俗稱「吃布」）時，一定要到洗手間或較隱密的地方調整，不要在大庭廣眾之下調整自己身上私密部位的衣物。 米碗糕？ 「吃布」的意思是指內褲不小心滑入股溝內，使人產生不舒服的感覺。 八十 大壽慶祝 	在一個重要的飯局中站起來調整「吃布」，大胖覺得這樣的行為有些失禮，會讓別人覺得介意。	★ ★ ★ ★ ★
5—4	外出時不應該穿著睡衣。	把睡衣穿出門去逛街，小清覺得這樣的行為會讓人覺得奇怪，出門應穿著適合的外出服。	★ ★ ★ ★ ★

5—5	若有化妝時（例如擦粉或上口紅），試穿時要小心不要沾到衣服。如店家附頭套給試穿的客人使用時，將頭套帶回家是不被允許的。	在商店試穿新衣服時，將粉底或口紅沾到未購買的衣服，大胖覺得這樣似乎很粗心，也會讓店家覺得很困擾，因為沒人會想買髒污的衣服。	★ ★ ★ ★ ★
5—6	配件不能帶入試衣間，例如：項鍊、手鍊等。	將店家的項鍊、手鍊等配件帶到更衣間裡，這樣的行為很有可能會讓店家誤會你有偷竊的不良企圖。	★ ★ ★ ★ ★
5—7	內褲、襪子不可以試穿。	內褲跟襪子屬於貼身衣物，阿德覺得試穿新的內褲跟襪子，會讓別人覺得不衛生，而且也會造成店家的困擾，別的客人會覺得被試穿過的內衣或襪子不衛生而拒絕購買。	★ ★ ★ ★ ★
5—8	要穿著內褲來試穿泳衣、泳褲。	穿著泳衣、泳褲時必須裸身，但是試穿時必須要穿著內褲來試穿，不然試穿過的泳衣、泳褲就沒有人敢購買了，小清覺得若沒有穿著內褲就試穿泳褲是不衛生的。	★ ★ ★ ★ ★
5—9	不要隨便批評別人的穿著，但如果別人詢問你對他衣著或打扮的意見，而你不太欣賞時，你可以禮貌性的回答：「還好，還不錯。」	阿德覺得直接批評別人是有些失禮的，這樣的行為會讓別人心裡覺得不太舒服。	★ ★ ★ ★ ★

5—10	當你穿著較顯色的胸罩時（如黑色、紅色、墨綠、咖啡等），不要搭配較透明或淺色的上衣（如白色、粉紅色、淡黃色等），因為這樣別人會看到你胸罩的顏色和輪廓。	大胖覺得被別人看到胸罩是一件尷尬的事，看到的人也可能覺得難為情。	★★★★☆
5—11	女孩子若要穿無袖衣服出門，事先剃除腋毛是一件比較禮貌的事情。	阿德覺得女孩子若穿無袖衣服一定要剃腋毛，不然會感覺怪怪的。	★★★★☆
5—12	不要穿太緊、太小的衣服，這樣會讓內衣褲的痕跡很明顯。若是要穿，也要選擇較無痕、服貼身體的內衣褲。	小清覺得被別人看到內衣褲的痕跡是一件尷尬的事情，別人也覺得難為情。	★★★★☆
5—13	要碰觸或測試商品之前，要先詢問店員。	阿德覺得擅自拿取商店裡面的商品來試用或是看看，這樣的行為會讓店家覺得不舒服、奇怪及有偷竊的嫌疑。	★★★★☆
5—14	買衣服時，不要掀人型模特兒的衣服或摸人型模特兒的身體。	大胖覺得這樣的行為會讓店家及旁邊的人覺得這個人很奇怪，店家也會有些介意。	★★★★☆

5—15	對展示櫃或櫥窗內的商品有興趣時，請店員協助拿取。	阿德覺得擅自拿取店裡面的商品來試用或是看看，這樣的行為會讓店家覺得不舒服。	★ ★ ★ ★ ☆
5—16	當上完洗手間後，請你一定要將拉鍊跟裙子拉好，避免曝光。	如果上完廁所後沒有把拉鍊跟裙子拉好很容易曝光，這樣的曝光可能連自己也不知道，除了會讓旁邊的人感到難為情之外，也會讓自己陷入尷尬的窘境。	★ ★ ★ ★ ☆
5—17	當要試穿衣服時，建議先問店員一次可以試穿幾件，試穿後不喜歡的衣服要整理好還給店員。	試穿完隨意把衣服亂放的行為，大胖覺得有些失禮，店家也會覺得不舒服。	★ ★ ★ ☆ ☆
5—18	當店員來詢問你是否需要服務時，若你不需要服務，可以說：「我自己逛就好，若需要時再請你幫忙，謝謝。」	阿德覺得直接告知店員不需要協助這樣的行為很好，直接表明想法，這樣的處理方式會讓店員下次樂意再為他服務。	★ ★ ★ ☆ ☆

心得欄

6.應該怎麼穿？

類別	場合	適合的服裝			Model
		上半身	下半身	鞋子	
重要場合	**重要的會議** Ex：跟公司老闆一起去餐廳與客戶吃飯。	西裝襯衫	西裝褲	黑皮鞋	
	重要的飯局 Ex：家族一起聚餐慶祝奶奶七十大壽。	襯衫	西裝褲 長休閒褲	皮鞋 休閒鞋	
娛樂	**逛街** Ex：跟朋友或家人一起上街去逛逛。	T-恤 休閒服	休閒褲 (長或短) 裙子 牛仔褲	球鞋 皮鞋 休閒鞋 高跟鞋 涼鞋	
	運動 Ex：跟朋友一起到鄰近的體育館打羽球。	T-恤 休閒服 運動服	短休閒褲 運動褲	球鞋 休閒鞋	

休閒	**出外用餐** Ex：假日時跟朋友一起到麥當勞用餐。	T-恤 休閒服 襯衫	休閒褲 (長或短) 裙子 牛仔褲	球鞋 皮鞋 休閒鞋 高跟鞋 涼鞋	
	家裡 Ex：放假日在家裡休息。	睡衣 T-恤 休閒服	睡衣褲 休閒褲 (長或短)	拖鞋	
特殊場合	**喪事** Ex：親戚因病死亡，參加他的告別式。	參加喪禮時絕對要注意，不可以穿著大紅色的衣物，在北部區域多以穿黑色為主，在南部區域多以穿白色為主，並且要避免穿著清涼暴露的衣服去參加這樣的場合。			
	婚禮 Ex：去參加鄰居姐姐的結婚典禮。	參加婚禮時不建議穿著黑色衣物，儘量穿著喜氣一點的顏色，例如：紅色或粉紅色等。			

穿衣達人

　　小保與亮亮很想成為厲害的穿衣達人，但是他們實在不知道在什麼樣的場合要穿什麼樣的衣服，請大家幫幫他們，告訴他們哪裡穿錯了，但是如果他們穿對了，也別吝嗇給他們鼓勵喔！

小保穿著卡通睡衣	亮亮穿著正式的套裝	小保穿著運動服
Q 請問小保適不適合穿這樣去逛街？ □ 適合 □ 不適合 ☺理由：＿＿＿＿＿＿＿ ＿＿＿＿＿＿＿＿＿＿ ☺別人有什麼感覺： ＿＿＿＿＿＿＿＿＿＿ ☺建議：＿＿＿＿＿＿＿	**Q** 請問亮亮適不適合穿這樣去參加會議？ □ 適合 □ 不適合 ☺理由：＿＿＿＿＿＿ ＿＿＿＿＿＿＿＿＿ ☺別人有什麼感覺： ＿＿＿＿＿＿＿＿＿ ☺建議：＿＿＿＿＿＿	**Q** 請問小保適不適合穿這樣去高級餐廳吃飯？ □ 適合 □ 不適合 ☺理由：＿＿＿＿＿＿＿ ＿＿＿＿＿＿＿＿＿＿ ☺別人有什麼感覺： ＿＿＿＿＿＿＿＿＿＿ ☺建議：＿＿＿＿＿＿＿

亮亮穿著輕鬆的牛仔褲跟T恤	小保穿著正式的黑色西裝	亮亮穿著紅色小禮服
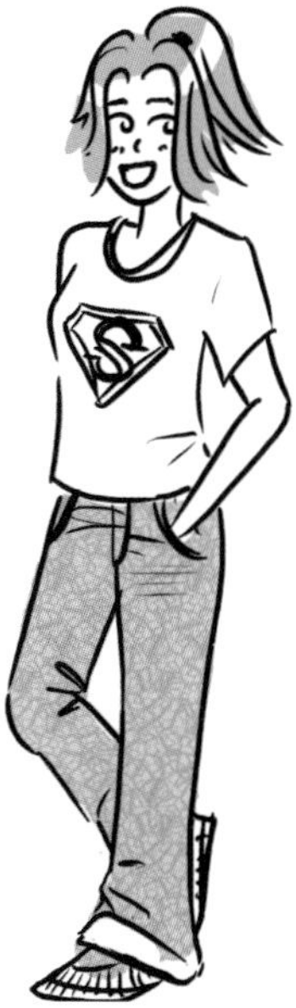	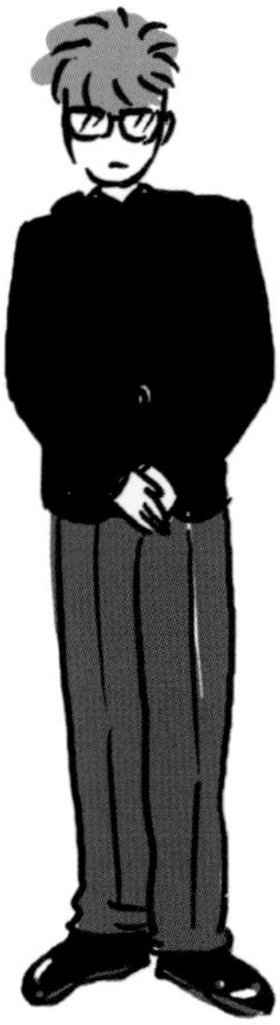	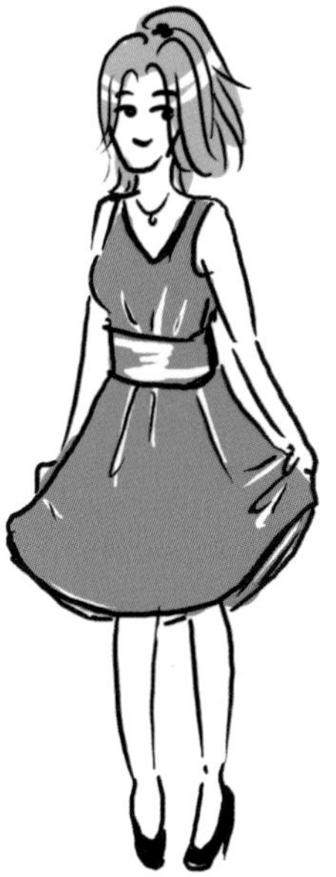

Q 請問亮亮適不適合穿這樣去看電影？

☐ 適合

☐ 不適合

☺理由：_____

_____

☺別人有什麼感覺：_____

_____

☺建議：_____

Q 請問小保適不適合穿這樣去參加別人的喪禮？

☐ 適合

☐ 不適合

☺理由：_____

_____

☺別人有什麼感覺：_____

_____

☺建議：_____

Q 請問亮亮適不適合穿這樣去參加婚禮？

☐ 適合

☐ 不適合

☺理由：_____

_____

☺別人有什麼感覺：_____

_____

☺建議：_____

逛　街

　　亮亮最近認識了一位異性朋友阿杰，為了讓自己看起來更漂亮，也為了增進她與這位異性朋友的感情，於是她約了阿杰一起去逛街，但是……

一、亮亮走在路上發現她「吃布」了，因為走路時會很不舒服，所以她就當街在阿杰面前「調整了起來」。
〔參考5─3〕

阿杰的感覺〔打勾〕：　😊　　😞
會有什麼結果：＿＿＿＿＿＿＿＿＿
＿＿＿＿＿＿＿＿＿＿＿＿＿＿＿＿

二、亮亮與阿杰進入了一家服飾店，亮亮請店員拿了一件衣服給她試穿，結果她把衣服上的吊牌撕掉了，因為她覺得吊牌讓她不舒服。

阿杰的感覺〔打勾〕：　😊　　😞
店員的感覺〔打勾〕：　😊　　😞
會有什麼結果：＿＿＿＿＿＿＿＿＿
＿＿＿＿＿＿＿＿＿＿＿＿＿＿＿＿

三、亮亮試穿新衣時，衣服的領口沾到了口紅，而且讓亮亮的妝都花了。
〔參考5-1〕

阿杰的感覺〔打勾〕：　😊　　😞
店員的感覺〔打勾〕：　😊　　😞
會有什麼結果：＿＿＿＿＿＿＿＿＿
＿＿＿＿＿＿＿＿＿＿＿＿＿＿＿＿

四、他們接著進入了一家內衣店，亮亮看到櫥窗內一件很漂亮的蕾絲內褲，她便拿了就往更衣間去試穿。
〔參考5-7〕、〔參考5-15〕

阿杰的感覺〔打勾〕：　😊　　😞
店員的感覺〔打勾〕：　😊　　😞
會有什麼結果：＿＿＿＿＿＿＿＿＿
＿＿＿＿＿＿＿＿＿＿＿＿＿＿＿＿

五、亮亮走著走著，這時眼睛一亮，看到
　　一個人型模特兒身上穿了一件好漂亮
　　的衣服，亮亮這時就走過去，在人型
　　模特兒的身上摸來摸去，還去掀人型
　　模特兒的裙子。

〔參考5-14〕

阿杰的感覺〔打勾〕：　　　☺　　☹

店員的感覺〔打勾〕：　　　☺　　☹

逛街的人的感覺〔打勾〕：☺　　☹

會有什麼結果：＿＿＿＿＿＿＿＿＿

＿＿＿＿＿＿＿＿＿＿＿＿＿＿＿＿＿

六、亮亮與阿杰進入了一家首飾店，一進
　　到店裡，亮亮就開始批評其中一個店
　　員的身材，很大聲地說：「她怎麼這
　　麼胖啊！怎麼吃的！」

阿杰的感覺〔打勾〕：　　　☺　　☹

店員的感覺〔打勾〕：　　　☺　　☹

逛街的人的感覺〔打勾〕：☺　　☹

會有什麼結果：＿＿＿＿＿＿＿＿＿

＿＿＿＿＿＿＿＿＿＿＿＿＿＿＿＿＿

七、亮亮在店裡看到一個好漂亮的鑽石項
　　鍊，但是那條項鍊放在展示櫃裡面，
　　亮亮不管其他人的眼光，直接伸手進
　　展示櫃裡將項鍊拿出來試戴。

〔參考5-15〕

阿杰的感覺〔打勾〕：　　　☺　　☹

店員的感覺〔打勾〕：　　　☺　　☹

逛街的人的感覺〔打勾〕：☺　　☹

會有什麼結果：＿＿＿＿＿＿＿＿＿

＿＿＿＿＿＿＿＿＿＿＿＿＿＿＿＿＿

阿杰的心情變化表：

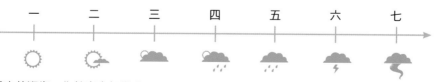

　　一　　　二　　　三　　　四　　　五　　　六　　　七

這次的逛街，你給亮亮打幾分：＿＿＿＿＿＿分。

1分：做得真的很不好，要多加改進。　　2分：做得很不好，有些許地方還要加強。

3分：還好啦！勉勉強強。　　　　　　　4分：做得很好！簡直是一個萬人迷。

賓果！賓果！

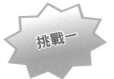

下面有九格賓果，請你們判斷每一格是對或錯，如有三格都為○或都為✗即連為一條線（橫的、直的或斜的），正確的解答在後面喔！

💣提示：共有五條線。

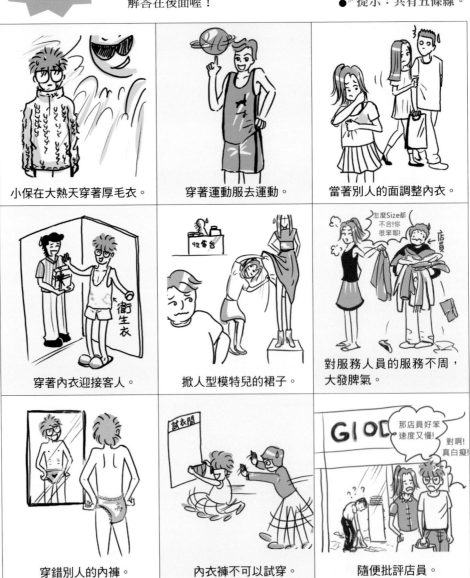

小保在大熱天穿著厚毛衣。

穿著運動服去運動。

當著別人的面調整內衣。

穿著內衣迎接客人。

掀人型模特兒的裙子。

怎麼Size都不合你很笨耶！

對服務人員的服務不周，大發脾氣。

穿錯別人的內褲。

內衣褲不可以試穿。

那店員好笨速度又慢！

對啊！真白癡！

隨便批評店員。

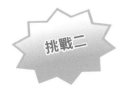

下面有十六格賓果，請你們判斷每一格是對或錯，如有四格都為〇或都為✗即連為一條線（橫的、直的或斜的），正確的解答在後面喔！ 💣提示：共有四條線。

別人詢問大胖對衣著的意見，大胖不太欣賞時，會禮貌性地回答：「還好，還不錯。」	小清總是喜歡穿著睡衣出門，不管是去逛街或是開會。	阿德總是在自己的房間或是廁所裡換衣服。	小清每次試穿衣服時，都小心自己的妝是否弄髒衣服。
小清穿著淺色衣服時，胸罩總是會注意挑選淺色色系或是膚色的。	大胖要買新襪子，他不知道合不合適，所以就拿來試穿看看。	阿德覺得在試穿衣服時，吊牌弄得他很不舒服，他就隨手把吊牌拆下來。	大胖家裡除了有男生外也有女生，但他很喜歡在家裡僅穿著一條內褲就到處走動。
大胖會看場合挑選適合的衣服，例如：參加運動會時他會穿著運動服。	阿德喜歡帥氣的衣服，到服飾店裡逛街時，總是不問店員，一次拿很多套衣服去試穿。	阿德對展示櫃或櫥窗內的商品有興趣時，會請店員來協助拿取。	大胖每次看到喜歡的四角內褲，總是會自己拿去試穿。
小清在試穿完衣服時總是會把衣服丟在試衣間裡，沒有順手將衣服吊回衣架，也不將衣服交給店員。	家裡有客人來拜訪，阿德只穿了一件汗衫及短褲就出來接待客人。	小清不會看天氣來選擇適當的穿著，夏天很熱穿長袖，冬天很冷穿短袖。	小清很喜歡飾品，到飾品店逛逛時，總是隨心所欲地從展示櫃裡拿取飾品配帶。

解答：挑戰一

挑戰一

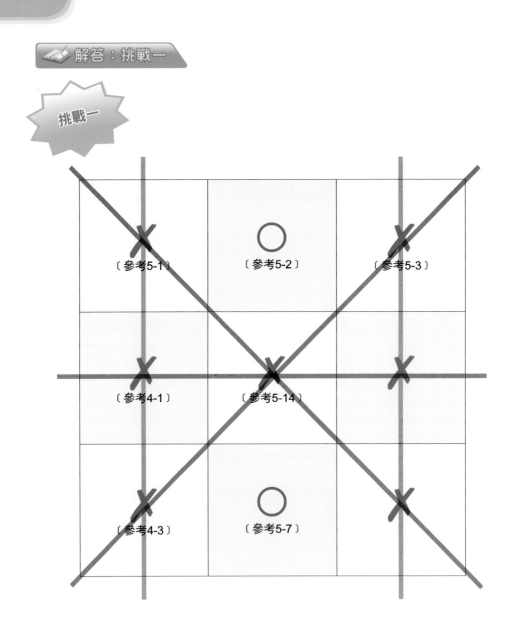

〔參考5-1〕　〔參考5-2〕　〔參考5-3〕

〔參考4-1〕　〔參考5-14〕

〔參考4-3〕　〔參考5-7〕

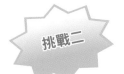

挑戰二

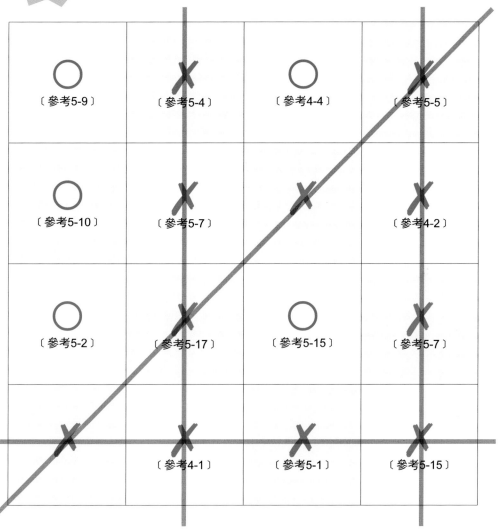

〔參考5-9〕	〔參考5-4〕	〔參考4-4〕	〔參考5-5〕
〔參考5-10〕	〔參考5-7〕		〔參考4-2〕
〔參考5-2〕	〔參考5-17〕	〔參考5-15〕	〔參考5-7〕
	〔參考4-1〕	〔參考5-1〕	〔參考5-15〕

心 得 欄

三、有巢？有嘲？

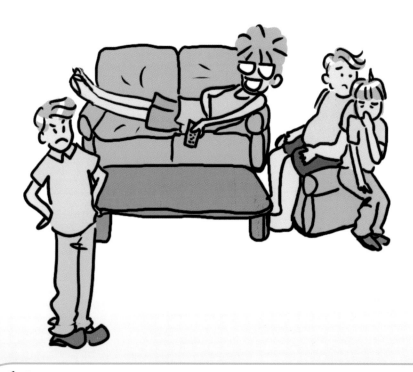

當我們有很要好的同學或朋友時，我們可能會想要分享彼此的生活，如果對方邀請你到家中過夜，或者邀請你一起參加露營以及出外旅行，恭喜你！這代表朋友可能很喜歡與你相處，想更拉近你們的友誼。但是這時你可能會發現朋友在私底下的生活有許多和你想像的並不一樣，如果你事先學了幾招住的禮儀，相信你一定能和大家相處得很愉快，要和大家「一起住」不會再是件讓你覺得很有壓力的事了！

圖中的小保、亮亮和大家一起外出度假時發生了什麼很糗的狀況呢？

你準備好了嗎？讓我們一起看故事的主角們發生了什麼事？

Action！

一同去旅行 (1)

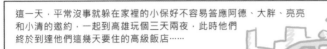

這一天，平常沒事就躲在家裡的小保好不容易答應阿德、大胖、亮亮
和小清的邀約，一起到高雄玩個三天兩夜，此時他們
終於到達他們這幾天要住的高級飯店……

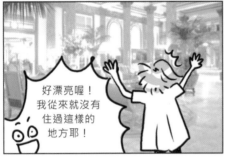

好漂亮喔！
我從來就沒有
住過這樣的
地方耶！

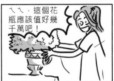

ㄟㄟ，這個花
瓶應該值好幾
千萬吧！

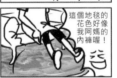

這個地毯的
花色好像
我阿媽的
內褲喔！

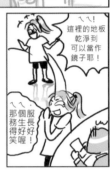

ㄟㄟ！
這裡的地板
乾淨到
可以當作
鏡子耶！

那個服
務生長
得好笑
喔！

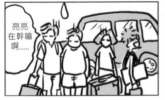

亮亮
在幹嘛
啊……

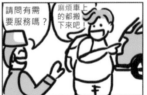

請問有需
要服務嗎？

麻煩車上
的都搬下
來吧！

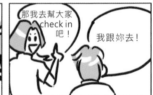

那我去幫大家
check in
吧！

我跟妳去！

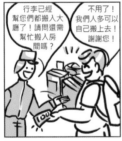

行李已經
幫您們都搬入大
廳了！請問還需
幫忙搬入房
間嗎？

不用了！
我們人多可以
自己搬上去！
謝謝你！

還要錢喔！
服務生不是
本來就要
幫忙搬東
西嗎？

嘘！人
家幫你服
務，本
來就要
給小費
啊！

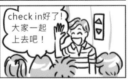

check in好了！
大家一起
上去吧！

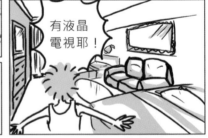

有液晶
電視耶！

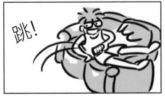

跳！

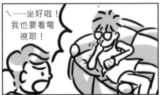

ㄟ……坐好啦！
我也要看電
視耶！

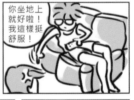

你坐地上
就好啦！
我這樣挺
舒服！

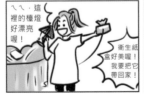

ㄟㄟ，這
裡的檯燈
好漂亮
喔！

衛生紙
盒好美喔！
我要把它
帶回家！

ㄟㄟ！桌巾
質感很不錯
耶！我也要
把它帶回家！

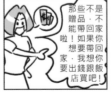

那些不是
贈品，不
能帶回家
啦！如果你
想要帶回
家，我想你
要出錢跟飯
店買吧！

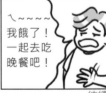

ㄟ～～～～
我餓了！
一起去吃
晚餐吧！

待續

看完了這個漫畫之後，心中一定有很多想法吧！讓我們一起來看看究竟在這漫畫中，小保和亮亮做了哪些事情呢？讓我們一起看看吧！

事件一 亮亮在飯店大廳跑來跑去、摸東摸西的，而且還不斷地驚呼。

☺你覺得，大胖、阿德、小清及旁邊的旅客遇到這樣的事情，他們心裡會有什麼感覺？**把你認為的答案勾起來☑。**

□ 大胖、阿德、小清覺得亮亮有些失禮了。

□ 大胖、阿德、小清覺得沒有什麼啊！高興就應該要表現出來。

□ 大胖、阿德、小清會覺得亮亮的行為讓飯店人員有些介意。

□ 旁邊的旅客會覺得亮亮很像「土包子」。

米碗糕？

「土包子」的意思是指好像沒有見過世面的鄉巴佬。旅客會以「土包子」來形容亮亮，是因為她所表現出來的樣子就很像什麼都沒見過似地不斷驚呼。

☝解析

亮亮在飯店大廳跑來跑去、摸東摸西，而且還不斷地驚呼，這對飯店來說是有些失禮的，而且在飯店的走廊上不應該奔跑及喧嘩，這樣除了會打擾到其他本國的客人，也可能會讓來台灣遊玩的外國客人留下不好的印象。

✌建議

去外面過夜，不管是高級飯店或是旅館，都不可以在公共場合大聲喧嘩及奔跑，我們應該要把音量放低，不要影響到別人的休息品質。

事件二　小保大聲抱怨服務生本來就要幫忙搬東西，並且認為不應該給小費。

☺你覺得，大胖、阿德、小清及旁邊的旅客遇到這樣的事情，他們心裡會有什麼感覺？**把你認為的答案勾起來☑**。

☐ 大胖、阿德、小清覺得沒有什麼啊！服務生本來就要幫忙客人提行李的啊！

☐ 大胖、阿德、小清覺得小保似乎缺乏接受別人服務應該要給予小費的觀念。

☝ 解析

　　小保沒有體諒服務生幫忙搬行李是辛苦的事情，也認為服務生的工作本來就要服務客人，所以覺得給服務生小費是一件很奇怪的事情。

✌ 建議

　　享受別人的服務，應該要有所回饋，所以服務生來幫忙搬行李，我們也應該要適當地給予服務生一些小費，通常是給100元。

事件三　小保一進房間，迅速地跳到沙發上，打開電視，橫躺在沙發上還邊挖鼻屎。

☺你覺得，大胖、阿德、小清及旁邊的旅客遇到這樣的事情，他們心裡會有什麼感覺？**把你認為的答案勾起來☑**。

☐ 大胖、阿德、小清覺得小保似乎沒有感覺到別人的心情。

☐ 大胖、阿德、小清覺得小保有些自私。

☐ 大胖、阿德、小清沒有什麼感覺，認為橫躺很舒服啊！

☐ 大胖、阿德、小清認為小保有些不尊重別人。

☝ 解析

　　小保一個人霸占很多個座位，這樣的行為有些不尊重別人，別人也可能想要休息。因為小保霸占座位，可能會讓別人覺得他有些自私。

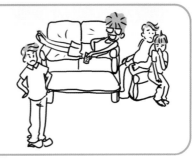

建議

　　如果只有一個人在，當然可以在沙發上橫躺，但若有其他人在場時，我們應該要體諒別人可能也想坐沙發，即使對方口頭上說「沒關係，我可以站著」，但為了表示尊重，此時並不適合橫躺在沙發上。

事件四　　亮亮一進房間就把她喜歡的東西裝到包包裡，想要帶回家。

☺你覺得，大胖、阿德、小清及旁邊的旅客遇到這樣的事情，他們心裡會有什麼感覺？**把你認為的答案勾起來☑。**

☐ 大胖、阿德、小清覺得沒有什麼啊！飯店的東西本來就都可以帶走啊！

☐ 大胖、阿德、小清覺得亮亮有些貪小便宜。

解析

　　飯店裡的東西不可以隨意帶走，那並不算是附贈的物品，亮亮把她喜歡的物品都放入包包內，是一件不被允許的事情。

建議

　　在飯店房間中可以免費被帶走的東西除了個人的衛生用品（包裝式的洗髮精、沐浴乳、乳液、牙刷、牙膏、梳子及刮鬍刀等）及紙拖鞋外，其他的物品若想要帶走，則必須付費給飯店。若不確定是否為免費的物品時，可與飯店櫃檯詢問。

一同去旅行(2)

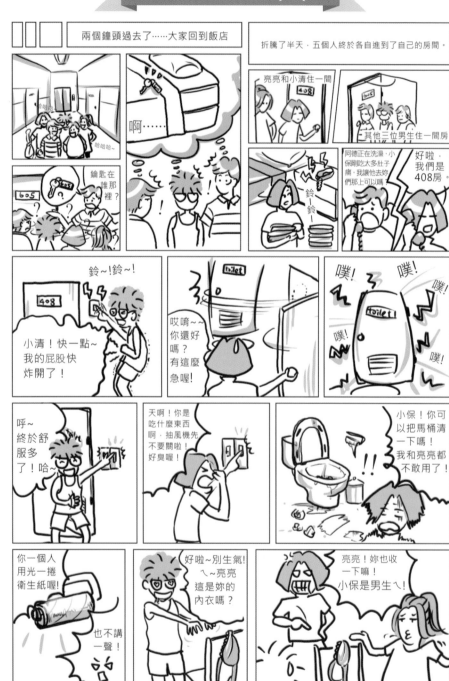

待續

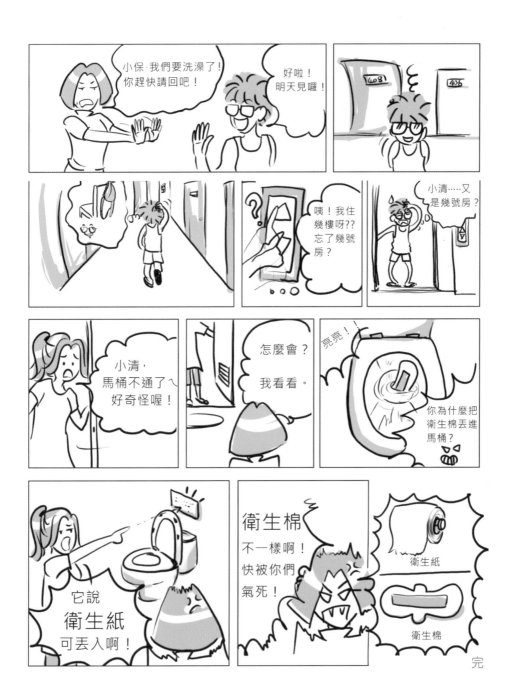

　　看完了這個漫畫之後，心中一定有很多想法吧！讓我們一起來看看究竟在這漫畫中，小保和亮亮做了哪些事情呢？讓我們一起看看吧！

事件一　　大家出門吃飯忘記帶鑰匙。

☺你覺得，大胖、阿德、小清及旁邊的旅客遇到這樣的事情，他們心裡會有什麼感覺？**把你認為的答案勾起來☑**。

☐ 大家都覺得很難為情，還要麻煩飯店人員來開門。

☐ 大家覺得沒有什麼，飯店人員本就是要幫忙服務。

☐ 飯店人員覺得他們有些不細心，出門前沒有先確認是否帶了鑰匙。

☞ 解析

大家忘記帶鑰匙出門，結果被鎖在門外，除了造成自己的不便，也造成飯店人員的困擾。

✌ 建議

離開房間時要記得帶鑰匙，這樣才不會麻煩辛苦的飯店人員，也造成自己的不便，所以出房門前要先檢查有沒有帶房間的鑰匙。

事件二　　小保上完大號沒有讓廁所空氣流通，使廁所氣味不好聞。

☺你覺得，小清遇到這樣的事情，她的心裡會有什麼感覺？**把你認為的答案勾起來☑**。

☐ 小清覺得小保有些不體貼。

☐ 小清覺得沒什麼不對的地方。

☐ 小清覺得小保有些失禮，借用別人廁所應當要保持乾淨。

☞ 解析

小保上完大號沒有讓廁所保持空氣流通，使廁所氣味不好聞，讓小清覺得小保有點不貼心、不細心。

✌ 建議

上完廁所應該要讓廁所保持通風（例如：開窗或是開抽風機），這樣才能讓下一個使用者舒服地使用，這是一個別人會覺得體貼的行為。

事件三　小保上完廁所沒有清理馬桶，讓小清和亮亮都不敢用。

☺你覺得，小清遇到這樣的事情，她的心裡會有什麼感覺？**把你認為的答案勾起來☑。**

☐ 小清覺得小保有些不衛生，借用廁所卻忘記清理一下。

☐ 小清覺得小保有點不貼心，忘記留給別人舒適的使用空間。

☐ 小清覺得沒什麼不對的地方，男生本來就是大而化之嘛！

☝解析

小保使用完廁所沒有沖馬桶，讓下一個使用者覺得有點不衛生，廁所也會有不好的氣味，讓人不敢使用。

✌建議

上完廁所，一定要記得沖馬桶，以便讓下一個使用者能夠使用得舒適，若發現有沾黏，一定要使用毛刷將馬桶刷洗乾淨，這都是體貼別人的好行為。

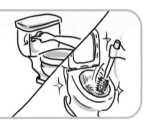

事件四　小保用完衛生紙沒有告知一聲，而造成下一個使用者的不方便。

☺你覺得，小清遇到這樣的事情，她的心裡會有什麼感覺？**把你認為的答案勾起來☑。**

☐ 小清覺得小保有點不貼心，應該要多為別人著想。

☐ 小清再也不想要借廁所給小保了。

☐ 小清覺得小保很OK呀！沒有什麼問題。

☝解析

小保把衛生紙用完但未事先告知小清，讓其他人在使用時才發現衛生紙用完了，這樣的行為似乎缺少了些同理心！

✌建議

如果廁所衛生紙用完時，我們應該要主動補充廁所的衛生紙或是告知其他人，這樣的行為會讓人覺得很體貼，而且一起生活會覺得較為舒適。

事件五　亮亮知道有男生要進來房間，但沒有將自己的內衣收起來。

☺你覺得，小清遇到這樣的事情，她的心裡會有什麼感覺？**把你認為的答案勾起來☑。**

☐ 小清覺得有些尷尬，被男生看到女孩子的內衣。

☐ 小清覺得小保有些失禮，不應該問內衣是誰的，會讓女孩子有些介意。

☐ 小清覺得沒有什麼，被看到就被看到了啊！

☐ 小清覺得亮亮似乎有些不細心，男生進到房間，應該要收拾一下自己的內衣。

☝解析

亮亮明明知道小保要進去她們的房間借用廁所，應該要把內衣收起來，不然可能會讓看到的男生及內衣的主人感到難為情。

✌建議

有異性要進入自己的房間時，一定要先收拾自己較為私人的衣物或是物品，這是為了要避免對方覺得難為情，也可以避免自己陷入尷尬的情況。

事件六　亮亮把衛生棉丟進馬桶，使馬桶堵住了。

☺你覺得，小清遇到這樣的事情，她的心裡會有什麼感覺？**把你認為的答案勾起來☑。**

☐ 小清覺得亮亮有些不細心，讓小清不能使用廁所，也要麻煩飯店人員前來清理。

☐ 小清覺得亮亮很「兩光」，很迷糊。

米碗糕？

「兩光」是台語發音，意思是泛指腦筋不靈光或做事不牢靠的人，迷糊散漫，做事常常出錯。

☝解析

亮亮以為衛生棉可以像衛生紙一樣丟入馬桶沖掉，結果讓馬桶堵住，造成了大家的麻煩。

✌建議

有些衛生紙遇水會分解，自然就不會堵住馬桶，但是衛生棉的材質卻不一樣，很容易就會堵住馬桶。衛生棉應該要捲起來丟棄在垃圾桶中，並且記得一定要捲起來丟棄，捲起來是貼心別人的舉動，別人才不會因看到殘留物而感到不舒服。

按圖索驥

7.家裡篇

情境分類	項目	內容	別人的心聲	重要指數
在客廳	7—1	若有訪客時，不宜做出不禮貌的動作，例如：摳腳、挖鼻孔、放屁、把腳放在桌上等。	小清認為在客人面前做出摳腳、挖鼻孔、放屁、把腳放在桌上等行為會讓客人感到有些不舒服，且也會覺得這樣的行為有些失禮了，建議若想做這些行為時，可以選擇較為隱密的地方，例如：房間、沒有客人的家裡。	★★★★★
	7—2	若有其他人在時，不要一個人霸占多個座位，例如：橫躺在沙發上，而讓其他人沒有地方坐。	阿德覺得一個人霸占很多個座位，這樣的行為似乎是不太在乎別人的感受，大家都有坐下來看電視的權利，但是因為你霸占了座位，就造成了別人的不方便，這樣會造成別人心裡的不舒服，可能也會有些憤怒。	★★★★★
	7—3	每個人對於喜愛的電視節目有不同的選擇，當有別人希望能看不同的節目時，要與對方協調，例如：以30分鐘為間隔輪流，廣告時間轉台或找出大家都可以接受的電視節目。	大胖認為自己一個人霸占電視的行為有點自私，也許大家可以試著協調看電視的時間，或找出大家可以一起看的節目，這樣才可以讓大家都享受到看電視的樂趣。若堅持看自己喜歡的節目，會讓別人心生不滿，覺得你有點霸道。	★★★★☆

在客廳	7—4	當有訪客或有人在講電話時，將電視音量調小或降低說話音量。	小清認為當家中有訪客或有人在講電話時可以把電視的聲音轉小聲一點，若電視太大聲有可能會影響家人與客人之間的交談或是聽不到電話裡的聲音，這個行為是代表在乎別人的感覺，建議主動把電視關小聲一點，等客人回去後再把電視調回原來的音量。	★★★★☆
	7—5	當有他人在時，主動與人分享食物。	阿德覺得當有人跟你一起在客廳時，你應該主動與他人分享你的食物，在別人面前一個人默默地吃，可能會讓別人心裡感到有些介意。	★★★☆☆
別的家庭成員的房間	7—6	若想進入他人的房間前，應先敲門後經主人同意再進入。	小清認為不敲門就進入別人的房間是一件會讓別人感到奇怪的行為，也會覺得這樣的行為有些失禮。	★★★★★
	7—7	未經主人的同意不能翻動別人的抽屜與櫃子。	大胖很不喜歡別人亂翻他的抽屜，因為抽屜中會放一些自己的貼身衣物，不應該未經他的同意就翻動，若未經同意而翻動會讓大胖覺得有些介意與不舒服。	★★★★★
	7—8	若想要躺在別人的床上前，要先詢問他人的意見。	阿德不能接受別人沒有經過他的同意就躺在他的床上，因為他會怕別人身上的灰塵或是流汗沾到他的床上，若有人未經同意就躺阿德的床，他會感到有些生氣。	★★★★★

別的家庭成員的房間	7—9	不要在別人的床上剪指甲。	大胖認為在別人的床上剪指甲是不衛生的行為，因為有可能剪下的指甲屑會掉落在床上，造成別人睡覺時的不舒適，所以若有人在大胖的床上剪指甲，他會感到有些憤怒。	★★★★★
	7—10	拿別人的東西要物歸原位。	小清覺得跟別人借東西一定要主動地放回原來的地方，「有借有還，再借不難」，不歸回原位會讓她覺得不再信任他。	★★★★☆
使用廁所時	7—11	使用完馬桶要記得沖乾淨再離開，若弄髒要清理乾淨。	小清很不喜歡上完廁所不沖馬桶的人，因為這樣的行為會讓下一個使用者覺得不衛生，而且廁所也可能會有不好的氣味。	★★★★★
	7—12	女生使用完衛生棉後，要捲起包好再丟入垃圾桶；衛生棉絕對不能丟入馬桶，會使馬桶塞住；衛生棉的包裝紙要摺好丟入垃圾桶。	小清不喜歡那些將使用過的衛生棉不捲起來就丟棄的女生，因為這樣會讓下一個使用廁所的人看到衛生棉裡的殘留物而產生不舒服的感覺。	★★★★★
	7—13	當自己用完最後一張衛生紙時，要馬上補充。	阿德覺得主動補充廁所衛生紙的人是很體貼的，跟這樣的人住在一起會覺得很舒服。	★★★★☆

情境分類	項目	內容	別人的心聲	重要指數
使用廁所時	7—14	男生小便前要將馬桶坐墊掀起。	小清認為那些上廁所不掀馬桶坐墊的男生有點不貼心，而且這樣也可能會把馬桶坐墊弄得髒髒的，造成女生使用時感覺不舒服。	★ ★ ★ ☆ ☆
	7—15	洗澡後，要清理洗手檯及排水孔的毛髮。	大胖覺得洗完澡不主動清理排水孔的人似乎不太注意別人的感受。洗澡時留下的毛髮可能堵住排水孔而造成不方便，自己留下的毛髮卻要下一位使用者來清理，似乎缺少了一點公德心。	★ ★ ★ ☆ ☆
	7—16	上完廁所後，保持廁所通風。	阿德覺得上完廁所應該要讓廁所保持通風，這樣才能夠讓下一個使用者舒適地使用，這是一個讓人覺得體貼的行為。	★ ★ ☆ ☆ ☆

8.外出篇

情境分類	項目	內容	別人的心聲	重要指數
在朋友家	8—1	到別人家作客時，假使想要借用室內電話，一定要先徵求主人的同意之後才可以使用。	大胖覺得未得到別人的同意就使用別人的家用電話是一件失禮的事情，也會讓主人心裡感到有些介意。	★ ★ ★ ★ ★
飯店	8—2	不要在公共區域奔跑、喧嘩。	阿德很不喜歡那些在飯店走廊上奔跑及喧嘩的人，因為這樣的行為已經影響到其他住宿房客的安寧，而且也會讓飯店人員感到困擾。	★ ★ ★ ★ ★
	8—3	需櫃檯服務時要排隊。	小清覺得耐心排隊是很有禮貌的行為，這是每個人都應該要有的禮儀。	★ ★ ★ ★ ★

飯店	8—4	和他人共住同一房間，若要淋浴時，要把浴簾拉入浴缸內並在地上放腳踏墊，避免把浴缸之外的其他地方弄濕。	大胖覺得洗澡不把浴簾拉入浴缸而把浴室弄得溼答答的人似乎不太替別人著想，因為這樣下一個使用者進到浴室就可能感到不舒適或甚至可能因此滑倒。	★ ★ ★ ★ ★
	8—5	不能穿著睡衣、拖鞋在飯店的公共區域行走。	阿德認為穿著睡衣、拖鞋在飯店公共區域行走的行為是有些失禮的，睡衣及拖鞋只能在自己家裡或是飯店房間內穿著。	★ ★ ★ ★ ★
	8—7	若服務生幫你提行李或停車，建議需給小費（通常是一百元）。	大胖覺得沒有人有義務幫你做某件事情，所以若服務生協助你搬行李或停車時，就應該適當地給予回饋，給飯店服務生的小費通常是台幣一百元。	★ ★ ★ ★ ☆
	8—8	不要任意將飯店房間內的物品帶走。	小清覺得離開飯店房間時將房間裡的電器、玻璃杯、浴巾或浴衣一併帶走是一件會讓飯店工作人員不舒服的行為，而且也顯得有些貪小便宜，究竟哪些是可以帶走的，而哪些是不被允許的，請參考後面的「前進大飯店，知識最前線」。	★ ★ ★ ☆ ☆

	8—9	未經主人同意不能翻動別人的文件、抽屜與櫃子；未經同意也不可以拿不屬於自己的東西。	大胖很不喜歡別人翻動屬於他的任何東西，若有人未經他的同意就翻動，會讓大胖覺得被冒犯與不舒服。	★ ★ ★ ★ ★
	8—10	男女住同一棟樓時，儘量不要進入異性房間；注意自己的穿著，避免只穿著內衣、內褲。	阿德覺得在有異性的地方，應避免只穿著內衣褲走動，這樣會讓對方（異性）感覺到難為情，也會認為你有些奇怪。	★ ★ ★ ★ ★
宿舍寢室	8—11	若要晚睡，宜注意音量大小及燈光是否影響其他人睡眠。	小清覺得若自己要晚睡時，一定會先詢問室友「這樣的音量是否會影響到你睡覺」或「這樣的光線是否會影響你」，進而透過室友的反應來調整音量及燈光，這樣的行為會讓室友覺得你很貼心，也會覺得你很尊重別人。	★ ★ ★ ★ ★
	8—12	拿別人的東西要物歸原位。	小清覺得跟別人借東西一定要主動放回原來的地方，「有借有還，再借不難」，借用東西不歸回原位會讓她感覺不再信任借用東西的人。	★ ★ ★ ★ ★
	8—13	準備自己的沐浴用品、清潔用品及衛生用品。	大胖很不喜歡室友未經他的同意而使用他的沐浴用品、清潔用品及衛生用品。每個人都應該要準備自己的一套沐浴和衛生用品，因為若一直使用他人的東西會讓人感覺到有些貪小便宜。	★ ★ ★ ★ ★
	8—14	若想要躺在別人的床上，要先詢問他的意見。	阿德不能接受別人沒有經過他的同意就躺在他的床上，因為他怕別人身上的灰塵或是汗水沾到他的床，若有人未經同意就躺在他的床上，他會感到有些生氣。	★ ★ ★ ★ ★

宿舍寢室	8—15	若下雨天，不要把雨傘或雨衣帶進寢室；鞋子如果沾到污泥時，先在室外擦乾淨。	小清覺得寢室是一個公共的區域，大家應該要一起維護裡面的清潔，下雨天若把雨傘、雨衣和泥濘的鞋子穿進寢室，會有潮濕及髒污的感覺，其他室友可能因此感到不舒服。	★★★★☆
	8—16	如果有需公共分攤的費用（如：水費、電費、網路費等），須先與室友們協調好分擔的機制。	大胖覺得公共區的分攤費用一定要事先協調，如果有人事後才抱怨不公平，會讓別人心裡不舒服。	★★★★☆
	8—17	若要帶朋友進入寢室前，要事先徵求室友同意；若室友要求你迴避時，建議視情況儘量配合之，因為你有時可能也需要室友的迴避。	小清覺得沒有經過室友同意就帶朋友回寢室似乎是一件不太在乎其他室友感受的行為，因為室友有可能將自己的貼身衣物晾在房間，或是沒有收好，而讓其他不認識的人看到，心裡是會有些介意的。	★★★★☆
	8—18	寢室電話不要一直占線，且要注意音量；使用手機時儘量走到寢室外面，避免影響到室友。	寢室的電話是公共的，大胖覺得占用電話的人會讓人感到有些自私，也會影響到其他使用者的權利。	★★★★☆
	8—19	要幫忙清潔寢室的廁所及公共區域。	公共區域的衛生應該要大家一起維護，阿德認為不主動協助清潔的室友有些自私，有付出才有享受，大家都要一起幫忙。	★★★★☆
	8—20	私人物品放在自己的桌子、床上或衣櫃裡。	小清覺得自己的私人物品應該要放到自己的空間，若占用其他公共區域或是其他人使用的範圍，都會影響到別人使用的權利，而讓人感到心裡有些不愉快。	★★★★☆
	8—21	自己的鞋子或臉盆要排列整齊放好，不要影響到別人。	大胖覺得不把鞋子跟臉盆排好的室友會讓人感到不喜歡，因為這樣會影響他人行動的路線，也有可能會讓人絆倒受傷。	★★★☆☆

宿舍寢室	8—22	運動完後，盡快洗澡。	小清不喜歡運動後不馬上洗澡的室友，因為這樣他身上的氣味會瀰漫整個寢室，而讓大家感到不舒適。	★★★☆☆
	8—23	若想要吃味道較特別或重口味的食物時，要保持空氣流通及徵求室友的同意。	大胖不喜歡室友吃麻辣臭臭鍋，因為這樣整間寢室都是臭臭鍋的味道，也可能有室友不喜歡這種味道，建議要先徵詢過室友的同意再帶進寢室比較好。	★★★☆☆
	8—24	若要離開寢室時，要把門鎖住。	阿德不喜歡出門不鎖門的室友，這樣子有可能讓寢室遭竊；若有人待在寢室內，也應該要事先詢問其他室友有沒有需要把門鎖起來。	★★★☆☆
	8—25	儘量避免在室友面前觀看畫面特殊的影片（例如：血腥、暴力、色情或鬼怪等），避免讓室友心裡覺得不舒服。	大胖不喜歡室友在寢室看色情影片，這會讓其他的室友感到尷尬且難為情。	★★★☆☆
	8—26	若已經有人在使用交誼廳或健身器材，必須先等待別人使用完畢；自己使用時不要獨占太久的時間，並且注意音量。	小清覺得占用交誼廳和健身器材的人有些自私，因為別人也有使用的權利，不應該占用太久。	★★☆☆☆
	8—27	搬離寢室時要整理乾淨。	大胖覺得搬離寢室時卻不將寢室整理乾淨的人，會造成別人的不方便，這樣的行為似乎是沒考慮到別人的感受。	★★☆☆☆

前進大飯店，常識最前線

看了這麼多，究竟飯店裡哪些東西是可以帶走的，而哪些是不可以帶走的呢？

不可以帶走的東西，如果真的很喜歡則必須跟飯店購買，請看以下我們為你整理的表格，表格內是飯店較常出現的分類，這樣能夠幫助你更容易了解了喔！

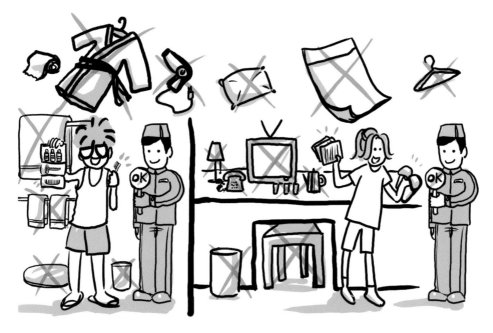

👎 不可以帶走的 👎	
浴袍	毛巾
吹風機	腳踏墊
枕頭	垃圾桶
棉被	桌燈
衣架	電話
浴巾	電視
椅子	咖啡壺
	玻璃杯

👏 可以帶走的 👏	
紙拖鞋	浴帽
牙刷、牙膏	梳子、針線包
刮鬍刀	茶包、咖啡包
洗髮精、沐浴乳、肥皂	信封、信紙（便條）
乳液	鉛筆、原子筆

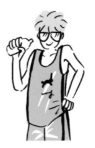

這些如果想要帶走，必須跟飯店購買喔！

Welcome!

歡迎大家來到亮亮的家！以下是亮亮一星期的生活，但亮
亮似乎發生了一些事，讓我們來看看亮亮到底發生了哪些事情
呢！**當你看完左邊的情境之後，請你寫寫右邊的對話泡
泡，並且替這些人偶畫上適當的表情喔！**

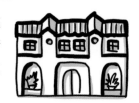

 事件1 案發現場：客廳

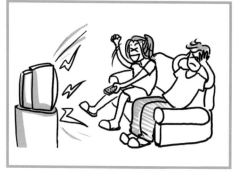

· 我的心裡在想……＿＿＿＿＿。
＿＿＿＿＿＿＿＿＿＿＿＿。

· 我覺得亮亮可以……＿＿＿＿
＿＿＿＿＿＿＿會更好。

與亮亮一起看電視的人

參考7-4

 事件2 案發現場：客廳

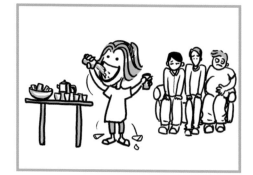

· 我的心裡在想……＿＿＿＿＿。
＿＿＿＿＿＿＿＿＿＿＿＿。

· 我覺得亮亮可以……＿＿＿＿
＿＿＿＿＿＿＿會更好。

爸爸的朋友

參考7-5

案發現場：姐姐的房間

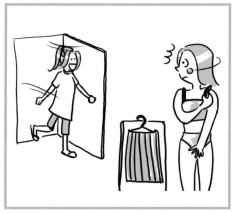

參考7-6

・我的心裡在想…… ＿＿＿＿。
＿＿＿＿＿＿＿＿＿＿。
・我覺得亮亮可以…… ＿＿。
＿＿＿＿＿＿＿＿會更好。

亮姐

 案發現場：姐姐的房間

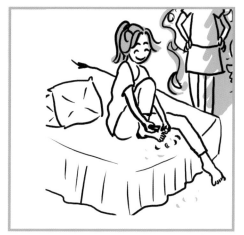

參考7-9

・我的心裡在想…… ＿＿＿。
＿＿＿＿＿＿＿＿＿＿。
・我覺得亮亮可以…… ＿＿。
＿＿＿＿＿＿＿＿會更好。

亮姐

事件5 案發現場：廁所

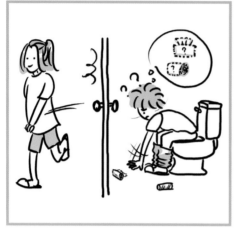

參考7-13

．我的心裡在想…… ＿＿＿＿＿＿ 。
＿＿＿＿＿＿＿＿＿＿＿＿＿＿
＿＿＿＿＿＿＿＿＿＿＿＿＿ 。
．我覺得亮亮可以…… ＿＿＿ 。
＿＿＿＿＿＿＿＿＿＿＿ 會更好 。
．不然別人會…… ＿＿＿ 。
＿＿＿＿＿＿＿＿＿＿＿＿＿ 。

小保

事件6 案發現場：廁所

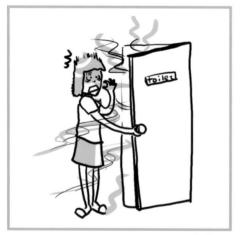

參考7-16

．我的心裡在想…… ＿＿＿＿ 。
＿＿＿＿＿＿＿＿＿＿＿＿＿ 。
．我覺得亮亮可以…… ＿＿ 。
＿＿＿＿＿＿＿＿＿＿＿ 會更好 。
．不然別人會…… ＿＿＿ 。
＿＿＿＿＿＿＿＿＿＿＿＿＿ 。

亮姐

小保的宿舍生活

　　小保這個學期決定要搬進宿舍跟大胖一起住，想要試試看與同學住在一起的感覺，但是……過程似乎不怎麼順利喔！讓我們一起來看看小保這個學期的宿舍生活吧！

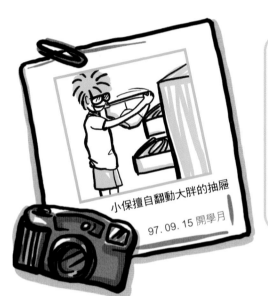

小保擅自翻動大胖的抽屜

97.09.15 開學月

大胖 (請勾選)
①我的感覺很不好 □
②我覺得小保這樣很沒禮貌 □
③我覺得這樣會像是小偷的行為 □

大胖 (請寫下)
建議小保可以〔＿＿＿＿＿＿＿＿＿＿＿
＿＿＿＿＿＿＿＿＿＿＿＿＿＿＿＿〕
不然別人會討厭他，而且不想跟他住。

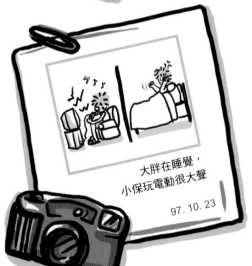

大胖在睡覺，
小保玩電動很大聲

97.10.23

大胖 (請勾選)
①我的心情很不好 □
②我覺得小保很不體貼 □
③我覺得小保只在乎他自己 □

大胖 (請寫下)
建議小保可以〔＿＿＿＿＿＿＿＿＿＿＿
＿＿＿＿＿＿＿＿＿＿＿＿＿＿＿＿〕
這樣他的人緣會更好喔！

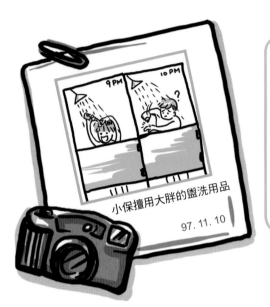

小保擅用大胖的盥洗用品

97. 11. 10

大胖 (請勾選)

①我有一點生氣 □
②我覺得小保很貪小便宜 □
③我覺得小保很奇怪 □

大胖 (請寫下)

建議小保可以〔　　　　　　　　　　　　
　　　　　　　　　　　　　　　　　　　〕

這樣大家才會更喜歡他喔！

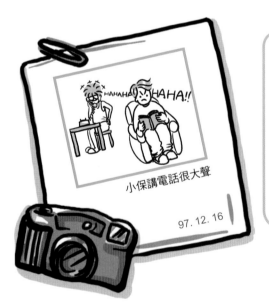

小保講電話很大聲

97. 12. 16

大胖 (請寫下)

① （　　　　　　　　　　　　　　　　）
② （　　　　　　　　　　　　　　　　）
③ （　　　　　　　　　　　　　　　　）

大胖 (請寫下)

建議小保可以〔　　　　　　　　　　　　
　　　　　　　　　　　　　　　　　　　〕

不然別人跟他住會覺得很不舒服。

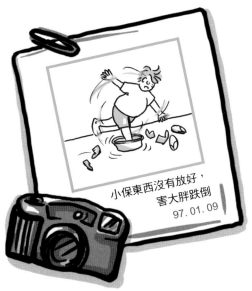

小保東西沒有放好，
害大胖跌倒
97. 01. 09

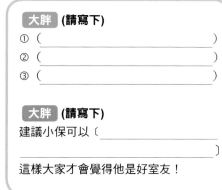

大胖 (請寫下)
① (　　　　　　　　　　　　)
② (　　　　　　　　　　　　)
③ (　　　　　　　　　　　　)

大胖 (請寫下)
建議小保可以〔　　　　　　　
　　　　　　　　　　　　　　〕
這樣大家才會覺得他是好室友！

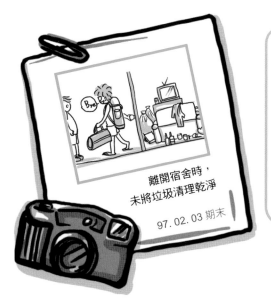

離開宿舍時，
未將垃圾清理乾淨
97. 02. 03 期末

大胖 (請寫下)
① (　　　　　　　　　　　　)
② (　　　　　　　　　　　　)
③ (　　　　　　　　　　　　)

大胖 (請寫下)
建議小保可以〔　　　　　　　
　　　　　　　　　　　　　　〕
這樣大家才會想要再跟他住在一起！

四、有「禮」行遍天下

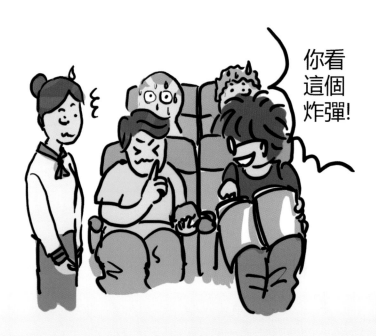

你看這個炸彈!

人們每天的生活都很仰賴各種交通工具幫助我們移動到其他的地方,像是搭乘捷運、公車、高鐵甚至是飛機,都使我們每天的生活變得很便利,但是你知道嗎?搭乘或使用不同的交通工具時,如果有一些行的小細節你沒有留意,可能會使你自己或其他乘客感到不舒服、不便利,甚至可能會發生可怕的交通意外!

圖中的小保、亮亮和大家一起搭乘交通工具時發生了什麼狀況呢?

你準備好了嗎?讓我們一起看故事的主角們發生了什麼事?

Action!

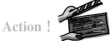

喔～我的志玲～

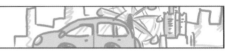

這一天，小保不曉得哪根筋出了問題，
主動跟阿德借了車，想要帶大家一起去看電影……

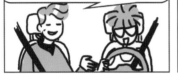

小保！你是因為棒球輸了，受到打擊嗎？不然怎麼想要帶我們出去看電影。

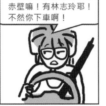

哪有啊！是因為我想看赤壁嘛！有林志玲耶！不然你下車啊！

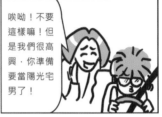

唉呦！不要這樣嘛！但是我們很高興，你準備要當陽光宅男了！

此時，大家都聽到了救護車的聲音……

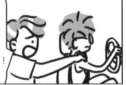

ㄟ，小保！你的車要不要讓出去一點，救護車在你後面耶！

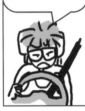

幹嘛讓啊！它要過，不會從我旁邊過去啊！

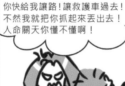

你快給我讓路！讓救護車過去！不然我就把你抓起來丟出去！人命關天你懂不懂啊！

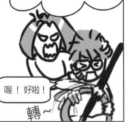

喔！好啦！

轉~

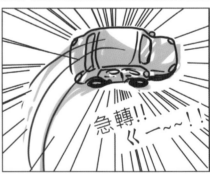

急轉!!

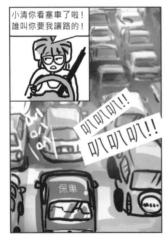

小清你看塞車了啦！誰叫你要我讓路的！

保車

叭叭叭!!!
叭叭叭!!!

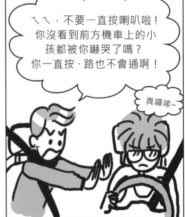

ㄟ，不要一直按喇叭啦！你沒看到前方機車上的小孩都被你嚇哭了嗎？你一直按，路也不會通啊！

真囉嗦~

好吧！不然聽音樂消磨時間總可以了吧！

待續

100

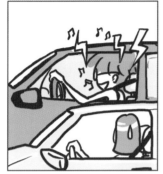

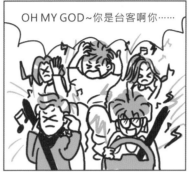

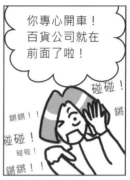

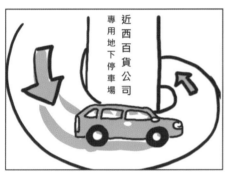

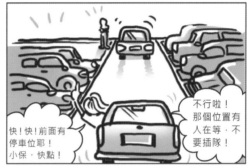

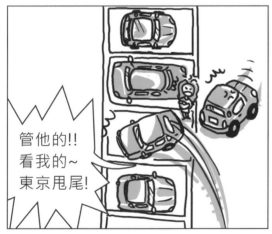

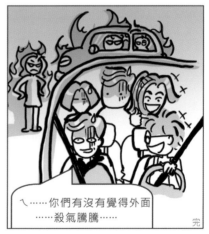

看完了這個漫畫之後，心中一定有很多想法吧！讓我們一起來看看究竟在這漫畫中，小保做了哪些事情呢？讓我們一起看看吧！

事件一 　小保知道救護車在他的後面，卻還不讓路給救護車。

☺你覺得，大胖、阿德、小清、救護人員及旁邊的駕駛人遇到這樣的事情，他們心裡會有什麼感覺？**把你認為的答案勾起來☑。**

☐ 大胖、阿德、小清會覺得小保似乎無法體諒救護人員著急的心理。

☐ 旁邊的路人會覺得小保有些自私，心裡會覺得有些不舒服。

☐ 大胖、阿德覺得為什麼要讓路，救護車可以從其他的地方走呀！

✍ 解析

　小保明明知道救護車就在他後面，也不願讓路，這樣的行為似乎沒有同理到別人的感受，所以讓車上的大胖、阿德和小清覺得心理上不舒服。

✌ 建議

　不管我們是騎機車或是開車，遇到救護車或是消防車我們都要主動且快速地讓出車道，因為他們急著趕去救人，旁邊的路人或其他駕駛人都會認同。

事件二 　前方有點塞車，小保沒有耐心等待，一直狂按喇叭。

☺你覺得，大胖、阿德、小清及旁邊的駕駛遇到這樣的事情，他們心裡會有什麼感覺？**把你認為的答案勾起來☑。**

☐ 大胖、阿德、小清覺得小保很急性子，沒有耐心。

☐ 大胖、阿德、小清認為小保似乎不能同理前方駕駛的心情，如果換做是小保一直被按喇叭，他的心情一定會不好。

☐ 旁邊的駕駛會覺得小保有點奇怪。

☐ 旁邊的駕駛會覺得小保製造噪音，感覺不舒服。

✍ 解析

　小保開車遇到塞車，沒有耐心地一直狂按喇叭，這樣的行為會讓其他的駕駛及車上的乘客心裡感到不舒服，認為似乎沒有同理「大家都想趕快脫離塞車」的心情。

✌ 建議

　通常遇到塞車的情況，我們一定要耐心地等待，狂按喇叭是無法解決問題的，此時我們可以找一點感興趣的事情做。例如：聽廣播。

事件三　小保把車窗打開，大聲地放出音樂。

☺你覺得，大胖、阿德、小清及旁邊的路人遇到這樣的事情，他們心裡會有什麼感覺？**把你認為的答案勾起來☑。**

☐ 大胖、阿德、小清覺得小保似乎有點像台客。

☐ 旁邊的路人可能會不喜歡這樣的感覺，覺得很吵。

☐ 路人會覺得小保很特別。

☞ 解析

小保在車上聽音樂時把音樂開得很大聲，而且還把窗戶搖下來，車上的乘客可能會對於那樣的音量感到不舒服，外面的路人或駕駛也會產生反感。

✌ 建議

為避免別人不舒服，在聽音樂時音量就要關小聲一點，而且也要貼心地詢問車上的乘客這樣的音量是否合宜。這樣的行為會讓別人覺得你很貼心。

事件四　小保在百貨公司停車場搶先停入別人正在等待的車位。

☺你覺得，大胖、阿德、小清及旁邊等待的駕駛遇到這樣的事情，他們心裡會有什麼感覺？**把你認為的答案勾起來☑。**

☐ 大胖、阿德、小清會覺得尷尬，怎麼可以搶停別人正在等待的車位。

☐ 大胖、阿德、小清覺得小保有些失禮，這樣是插隊的行為。

☐ 等待車位的駕駛，心裡會不舒服。

☞ 解析

小保搶停別人正在等待的車位，這樣的行為實在是非常不禮貌，車上的乘客可能會覺得很不好意思，就像是排隊時插別人的隊一樣的行為。

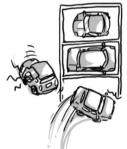

✌ 建議

找停車位時，如果看到已有駕駛在等待某個車位，我們不可以直接地搶停，應該要找其他的位置停車。如果貿然搶停他人正在等待的停車位，可能引起不必要的衝突。

空中驚魂

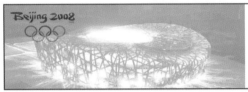

這次暑假，小保、阿德、亮亮、小清以及大胖一行人相約去大陸看奧運比賽，此時大家正排隊準備要通關，海關人員請所有人將隨行物品放入盒子中……

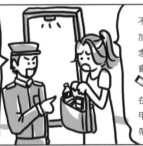

小姐，你的袋子裡有很多違禁品必須要丟掉，請你將它們丟入前方的垃圾桶中！

不能帶水? 是加油團發的奧運紀念款ㄟ～還有我手會乾燥，一定要用啊！我想要在飛機上修一下指甲，為什麼不能帶？奇怪！

大姐！麻煩妳合作一點～趕快把那些東西丟掉啦！難道你不想上飛機了？

折騰了半天終於上了飛機

大胖、阿德坐在小保的兩側

亮亮和小清坐在靠窗的一側

小保，你的音樂開得太大聲了啦！還有你的手肘！

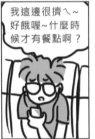

我這邊很擠ㄟ～好餓喔～什麼時候才有餐點啊？

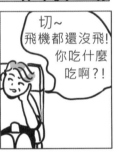

切～飛機都還沒飛！你吃什麼吃啊?!

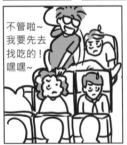

不管啦～我要先去找吃的！嘿嘿～

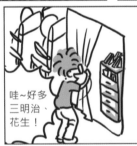

哇～好多三明治、花生！

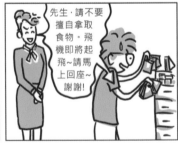

先生，請不要擅自拿取食物。飛機即將起飛～請馬上回座～謝謝！

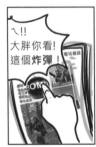

ㄟ!!大胖你看！這個炸彈！

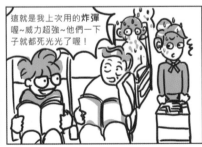

這就是我上次用的炸彈喔～威力超強～他們一下子就都死光光了喔！

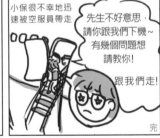

小保很不幸地迅速被空服員帶走

先生不好意思，請你跟我們下機～有幾個問題想請教你！

跟我們走！

完

看完了這個漫畫之後，心中一定有很多想法吧！讓我們一起來看看究竟在這漫畫中，小保、亮亮做了哪些事情呢？讓我們一起看看吧！

事件一 亮亮認為不能攜帶水、指甲剪、乳液上飛機很奇怪，也很不方便，而且不能接受他人的勸告。

☺你覺得，大胖、阿德、小清、海關人員及旁邊的人遇到這樣的事情，他們心裡會有什麼感覺？**把你認為的答案勾起來☑**。

□ 大胖、阿德、小清覺得有些尷尬，亮亮為了大家的安全，應該要犧牲一點自己的方便。

□ 大胖、阿德、小清覺得亮亮可以在搭機前先查詢相關的資訊，以免造成海關人員的困擾。

解析

亮亮攜帶指甲剪和超量的水及乳液（100毫升）。而且經過海關人員的勸導，仍然固執地想帶上飛機，除了造成海關人員的困擾之外，也讓後面排隊的旅客覺得浪費時間。

建議

通常要搭飛機前，我們都會上網查詢相關的資訊並且詳讀規定，這樣到了現場才不會造成不必要的困擾。自從2001年9月11日美國發生的911恐怖事件後，各國的飛航都禁止乘客攜帶指甲剪和超量的水及乳液（100毫升）上飛機，以維持飛行的安全，所以如果要搭乘飛機，一定要避免攜帶這類的物品登機。

事件二 小保在飛機上把ipod開得太大聲了。

☺你覺得，大胖、阿德、小清及旁邊的乘客遇到這樣的事情，他們心裡會有什麼感覺？**把你認為的答案勾起來☑**。

□ 大胖、阿德、小清覺得小保似乎沒有同理到別人想休息的心情。

□ 旁邊的旅客覺得小保有點自私。

□ 大胖、阿德、小清覺得小保很有趣，大聲放出音樂跟大家一起分享。

□ 大胖、阿德、小清覺得尷尬，因為旁邊的旅客一直看他們。

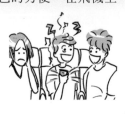

解析

　　小保為了自己的方便，在飛機上把ipod開得很大聲，這樣的行為會吵到旁邊的旅客，讓別人無法安靜休息。

建議

　　搭飛機時，如果你很想聽音樂，但是怕吵到別人，此時你可以自己攜帶耳機，或是詢問空服人員有無耳機可供使用，透過耳機聽音樂比較不會吵到他人休息，此外仍要注意開的音量。

事件三　小保坐在飛機座位上時，手肘撐得太開了而影響坐在兩側的人。

☺你覺得，大胖、阿德、小清及旁邊的乘客遇到這樣的事情，他們心裡會有什麼感覺？**把你認為的答案勾起來☑**。

□ 大胖、阿德覺得小保有些自私，應該要適當地使用共用的扶手，不應該一次占用兩邊。

□ 大胖、阿德覺得沒有什麼，也沒有什麼感覺。

解析

　　小保坐在飛機座位上時，把手肘任意地撐開在兩側的扶手上，因座位扶手是共用的，這樣會造成別人的不方便，而且別人也會覺得這樣的行為有點自私。

建議

　　搭乘飛機或是高鐵等交通工具時，通常都會遇到類似的情形。此時，若你想要使用側邊共用的扶手，你只能使用一半的空間，另外一半的空間要留給其他乘客使用，這樣是貼心的行為。

事件四　小保一直跟空服員索取食物，甚至還自己進到廚房拿取食物。

☺你覺得，大胖、阿德、小清及旁邊的旅客遇到這樣的事情，他們心裡會有什麼感覺？**把你認為的答案勾起來☑**。

□ 空服員會覺得小保有些貪小便宜，不可以因為免費就一直索取。

□ 大胖、阿德、小清覺得很尷尬，旁邊的旅客一直看著小保索取食物。

□ 空服員覺得小保有點失禮，怎麼可以自己進到廚房，然後把自己喜歡的東西拿光。

☞ 解析

小保一直跟空服員索取食物，而且還自己進到廚房拿取，這樣實在是有點失禮。

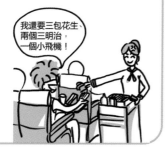

我還要三包花生、兩個三明治，一個小飛機！

☝ 建議

在飛機上，會有免費可以索取的物品或食物，我們索取的次數不可以太頻繁，不然空服小姐會覺得你有點貪小便宜。

事件五　小保看雜誌時，因為太興奮而大喊「炸彈」。

☺ 你覺得，大胖、阿德、小清、空服人員及其他乘客遇到這樣的事情，他們心裡會有什麼感覺？**把你認為的答案勾起來☑。**

☐ 大胖、阿德、小清覺得有點尷尬，因為小保的不小心，害大家陷入驚恐的狀態。

☐ 空服員對小保的行為有些介意，因為這樣的舉動會引起大家恐慌。

☐ 飛機上的乘客覺得虛驚一場，認為小保應該事先查詢搭機應注意的事項。

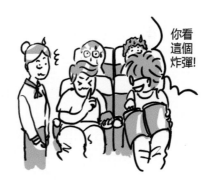

你看這個炸彈！

☞ 解析

小保看雜誌時，因為太興奮而大喊「炸彈」，結果引起不必要的恐慌。

☝ 建議

搭乘飛機時，千千萬萬不可以提到「炸彈、劫機、槍枝」等字眼，因為飛機上的其他乘客會感覺到驚恐，也可能會引起不必要的慌亂。

按圖索驥

9.使用私人交通工具

情境分類	項目	內容	別人的心聲	重要指數
開車／騎車	9—1	騎機車或是開車時，在要轉彎前，要提早打方向燈及變換車道，好讓後方來車知道你要轉彎。	小清不喜歡前方機車或車子要轉彎時不先打方向燈，這樣很容易讓後方的車子措手不及，發生交通意外，也讓小清感到恐慌。	★★★★★
	9—2	騎機車或是開車時，看到救護車、消防車或警車時，要禮讓且不能跟在後面。	大胖每次看到或聽到救護車、消防車或警車時都會主動地禮讓，因為他知道一定是有緊急的事，旁邊的路人會覺得大胖很有公德心。	★★★★★
	9—3	要開車門時，需注意後方是否有來車。	阿德騎機車時，路旁的汽車突然開車門，害他差一點撞上汽車的車門，讓阿德受到驚嚇且心裡覺得不舒服。	★★★★★

開車／騎車	9—4	騎機車或是開車時，晚上行駛市區道路儘量避免開遠燈，因為這樣會使對向車道的駕駛覺得刺眼而看不清楚，易發生危險。	小清不喜歡晚上開車時對向的駕駛開遠燈，遠燈主要是在山路或是視線差時才開啟的，若是在一般馬路上使用，會影響到對向駕駛的視線，可能會因此引起意外事故。	★★★★☆
	9—5	開車時，由左邊車道超車。	政府有明文規定超車時要從左邊，內車道為超車道，因為台灣為左駕駛，從左邊超車的話，駕駛的視野會較清楚，而且也可以防止與右轉的車相撞。大胖不喜歡前方的車輛從右邊超車，因為常常害他右轉時心驚膽顫，深怕會撞上。	★★★★☆
	9—6	騎機車速度較慢時，靠右行駛。	禁行機車的快車道，車輛的行車速度較快，非重型的機車不宜行駛快車道。	★★★★☆
	9—7	騎機車或是開車時，雖然已經綠燈，但斑馬線上仍有行人要通過，視情況要讓行人先通過。	小清知道「行人優先」，如果紅燈轉綠燈後，她還是會讓斑馬線上的行人先通過，這樣的行為是同理且尊重他人的行為。	★★★★☆

9—8	開車時，不要一直按喇叭。	大胖不欣賞在馬路上亂按喇叭的人，他覺得這是一種噪音，而且會讓前方的駕駛人驚嚇到，即使前方有塞車，也應該耐心地等待。	★★★☆☆	
9—9	騎機車或是開車時，若已有人在等待某個停車位時，就尋找其他的位置，不要硬搶他人已在等待的停車位。	小清去百貨公司要停車，等待了很久的停車位都會被人插隊搶先，讓小清心裡感到很生氣。	★★★☆☆	
9—10	停放機車時，不要硬擠進去停車位，且不要斜斜地停。	大胖不喜歡看到沒車位還要硬擠停車的人，這除了會讓旁邊的車子不容易移動，而且也有可能會刮傷旁邊的機車，建議停車時應該要把機車架起來，斜斜地停有可能會壓到別人的車子。	★★★☆☆	
9—11	開車時，為使乘客舒適，儘量不要一直猛踩煞車。	阿德開車時會注意自己的煞車程度，提醒自己拉大車距，所以踩煞車時的程度會較輕微，因為他知道一直猛踩煞車會讓後座的乘客感到不舒服。	★★☆☆☆	

	9—12	開車時，不要把車子的音樂開得很大聲又把車窗搖下。	小保開車時把車子的音樂開得很大聲又把車窗搖下，旁邊的駕駛可能覺得他是「台客」。你如果想要這樣做，就要接受別人可能會這樣稱呼你。	★★☆☆☆

10.搭乘大眾運輸工具

情境分類	項目	內容	別人的心聲	重要指數
大眾運輸工具搭乘通則	10—1	搭乘大眾運輸工具時，若要講電話、聊天時儘量壓低聲音。	大胖每次跟亮亮出門都不太敢搭大眾運輸工具，因為亮亮都會講電話講得很大聲，讓大胖覺得有些尷尬，旁邊的乘客也會一直看著亮亮。	★★★★★
	10—2	搭乘大眾運輸工具時，若要上車，應該要先禮讓他人下車，再行上車。	阿德每次搭乘大眾運輸工具時都會先禮讓他人下車，自己再上車，因為他知道這樣是尊重別人的行為，如果自己先上車，要下車的乘客動線就會被堵住了。	★★★★★

大眾運輸工具搭乘通則	10—3	搭乘大眾運輸工具時，不要在車內抽菸、飲食。	小保在捷運上面大方地吃著漢堡，垃圾及食物碎屑掉滿地，造成環境的髒亂，讓其他的乘客心裡感到有些介意，也造成清潔人員的困擾。	★★★★☆
	10—4	大眾運輸工具上可能會有很多複雜的味道，如汗味、香水味、體味等，如果無法適應可以戴上口罩，避免直接抱怨。	大眾運輸工具都是密閉式的車廂，所以乘客身上的味道，例如：汗味、香水味、體味等，很有可能殘留在車廂內，如果自己無法適應這樣的味道，在搭乘大眾運輸工具時請攜帶自己的口罩。	★★★☆☆
計程車	10—5	欲搭乘的計程車若已經被他人攔下，須遵守先來後到的原則，不要與人搶搭。	小清不喜歡搭計程車時被搶搭，她覺得這樣的人有點失禮，會讓別人產生不愉快。	★★★★★
	10—6	儘量不要在車內談論政治話題。	小保喜歡在計程車上跟司機聊政治話題，但是他卻不知道別人的政治傾向跟自己可能會不一樣，這樣可能會讓司機感覺很不舒服。	★★★★★
	10—7	不要隨意批評車內的擺飾。	阿德覺得直接批評人是失禮的行為，這樣會讓別人心裡覺得不太舒服。	★★★★★

計程車	10—8	（圖示－計程車座位尊卑表）1到4由大至小排列 駕駛座　4 2　3　1	汽車的座位跟餐桌禮儀是一樣的，都會因輩份大小而有所不同，參考表如左。	★★★★☆
	10—9	若女性朋友需要搭乘計程車時，可以幫忙記下計程車的車號與司機的名字。	多數的計程車司機是男性，為了保護女性朋友，我們可以幫忙記下計程車的車號與司機名字，這是一個貼心的行為，女孩子會覺得你很細心。	★★★★☆
公車／捷運	10—10	坐博愛座時，若遇到有需要的人時，需要禮讓博愛座。	阿德不喜歡搭公車時有一些年輕人看到旁邊有老年人，自己卻還坐在博愛座上，讓老人家辛苦地站著。	★★★★★
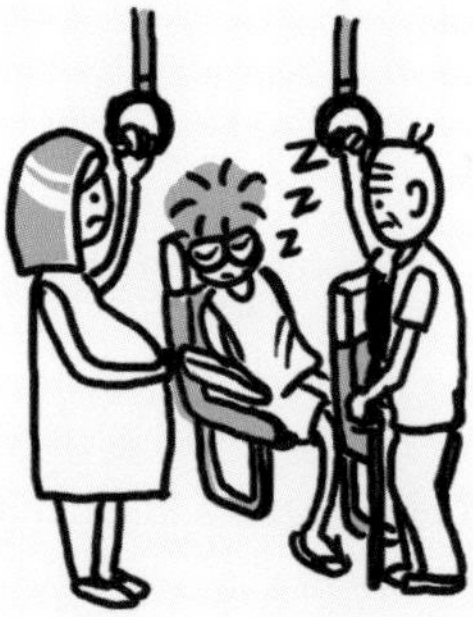	10—11	不要隨意地評論他人，例如長相、穿著、氣味等。	阿德覺得直接批評別人是失禮的，這樣的行為會讓被批評的人心裡覺得不舒服。	★★★★★

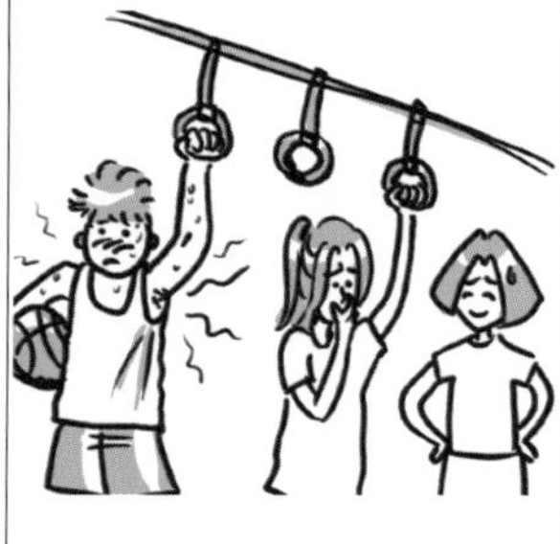

113

公車 / 捷運	10—12	當班次誤點時，須冷靜地接受這個改變，可以做自己喜歡的事情轉移注意力。	公車及捷運都有可能誤點，這是無法避免的事情，我們如果遇到這樣的事情，應該要冷靜接受，並且找一些自己有興趣或喜歡的事情來打發時間。	★★★★☆	
	10—13	若車內很擁擠的時候，儘量忍耐，避免抱怨。	公車及捷運等大眾運輸工具車內可能有很多人搭乘，會有點擁擠，這時要儘量忍耐，因為這是無可避免的事情，而且也不能大聲地抱怨，因為大家都跟你一樣很不舒服，但大家都忍耐下來了。	★★★☆☆	
	10—14	若上了公車就儘量往人少的地方走。	上了公車可以往人少的地方走，小清覺得這樣除了讓自己感覺到舒服一點，也會讓別人感覺到舒服，不然大家都擠在一起，會覺得擁擠不舒適，而且後來上車的乘客也會被擠在門口。	★★★☆☆	
火車 / 高鐵 / 飛機	10—15	乘坐飛機時，不要提到「炸彈、劫機、槍枝」等敏感字眼。	搭飛機時，千千萬萬不可以提到「炸彈、劫機、槍枝」等字眼，因為飛機上的乘客會感覺到驚恐，也有可能會引起不必要的慌亂。 你看這個炸彈！	★★★★★	

火車／高鐵／飛機	10—16	聽音樂時，例如：MP3、iPod，不要唱出來，也不要把音樂放出來。	搭乘火車、高鐵及飛機的旅途比較久，大家多半是在自己的座位上休息，小清搭火車時不喜歡旁邊的乘客大聲地聽音樂，讓她無法休息。	★★★★★
	10—17	當你發現有人坐在你的位子上時，可以委婉地告訴他：「不好意思，這是我的位子。」同時可拿票給他看。	亮亮搭火車時，如果發現有人坐在她的位子上，她總是很生氣地大聲罵坐錯位子的人，但是阿德覺得沒有必要生氣，他覺得亮亮可以用委婉的語氣表達自己的想法，這樣其實也會達到同樣的效果。	★★★★★
	10—18	當坐在座位時，不要擠壓前面的椅背。	小清搭高鐵時不喜歡後面的乘客一直擠壓她的椅背，讓她覺得很不舒服。	★★★★☆
	10—19	儘量只使用一邊的扶手。	阿德搭飛機時不喜歡旁邊的乘客同時使用兩邊的扶手，這樣會讓阿德覺得很不舒服也很不方便。	★★★★☆

火車／高鐵／飛機	10—20	當班次誤點時，冷靜接受這個改變，可以做自己喜歡的事情來轉移注意力。	火車、高鐵及飛機都有可能誤點，這是無法避免的事情，我們如果遇到這樣的事情，應該要冷靜接受，並且找一些感興趣的事情來打發時間。	★★★☆☆
	10—21	如果對他人交談、講電話或打鼾的聲音較敏感，建議你可以攜帶耳塞或帶自己的MP3。	搭乘火車、高鐵及飛機的旅途比較久，所以大家多半是在自己的座位上休息、小聲聊天或睡覺，小保因為較無法忍受這些聲音，所以他會自己準備耳塞或是聽MP3來讓自己感覺比較舒適。	★★★☆☆
	10—22	搭乘大眾運輸工具時，儘量做靜態的活動，例如：看書、看報紙等。	大胖搭火車時，不喜歡旁邊的旅客一直走來走去，這樣的行為已經打擾到大胖及其他乘客的休息，心裡會覺得有些不舒服。	★★★☆☆
	10—23	當你搭乘長途飛機時，飛機上的溫度可能會讓你很不舒服，建議攜帶一些較輕薄的外套，或可向空服員索取毛毯。	小清搭飛機時都會隨身攜帶薄外套，因為她知道飛機上的溫度可能會有點低。	★★★☆☆
	10—24	除非你是坐在靠走道的座位，否則儘量減少離開座位的次數。	大胖坐火車時，若是坐在靠窗的座位，他都會減少離開座位的次數，因為他知道自己一直離開位子，會干擾到靠走道座位的乘客休息，大胖這樣的行為非常地貼心。	★★★☆☆

火車／高鐵／飛機	10—25	搭乘飛機時，不要一直向空服員索取免費食物、禮品，或試著跟空服員搭訕。	小保一直向空服員索取免費食物、禮品，空服員會覺得有些失禮，也感覺小保有些貪小便宜。 我還要三包花生、兩個三明治，一個小飛機！	★★★☆☆
	10—26	在走道走路時，小心不要碰撞到他人。	火車、高鐵及飛機的走道並不是很寬敞，當你要通過時，要注意不要撞到座位在靠走道的人，也要注意走道是否有其他人也要通過。亮亮每一次通過火車上的走道時都不注意旁邊是否有人要通過，她會不小心撞到走過來的人，這會讓對方覺得亮亮似乎不太細心。	★★☆☆☆
	10—27	當你坐在座位時，不要一直轉向後面。	小保搭乘火車時都很喜歡轉頭看後面的人正在做什麼，雖然這不是一件不對的事情，但是對方都會覺得小保為什麼要一直看他，感覺怪怪的。	★★☆☆☆

馬路任我行

這一天，亮亮與小清一同去逛了服飾店，買了好多的衣服喔！回程的路上，換成亮亮開車載小清，但是好像發生了一些事情讓小清很窘，讓我們一起來看看到底發生了什麼事情。

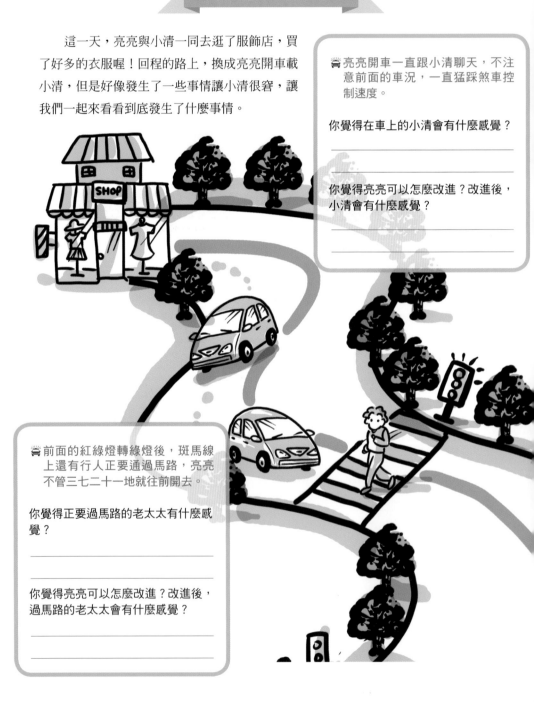

🚗亮亮開車一直跟小清聊天，不注意前面的車況，一直猛踩煞車控制速度。

你覺得在車上的小清會有什麼感覺？

_____

_____

你覺得亮亮可以怎麼改進？改進後，小清會有什麼感覺？

_____

_____

🚗前面的紅綠燈轉綠燈後，斑馬線上還有行人正要通過馬路，亮亮不管三七二十一地就往前開去。

你覺得正要過馬路的老太太有什麼感覺？

_____

_____

你覺得亮亮可以怎麼改進？改進後，過馬路的老太太會有什麼感覺？

_____

_____

🚗 開車開到一半，亮亮跟小清忽然聽到有消防車的聲音，而且車子就在她們後面，此時亮亮卻不讓路給消防車過。

你覺得在小清會有什麼感覺？

_____

你覺得後面的消防人員會有什麼感覺？

_____

你覺得亮亮可以怎麼改進？改進後，小清與消防人員會有什麼感覺？

_____

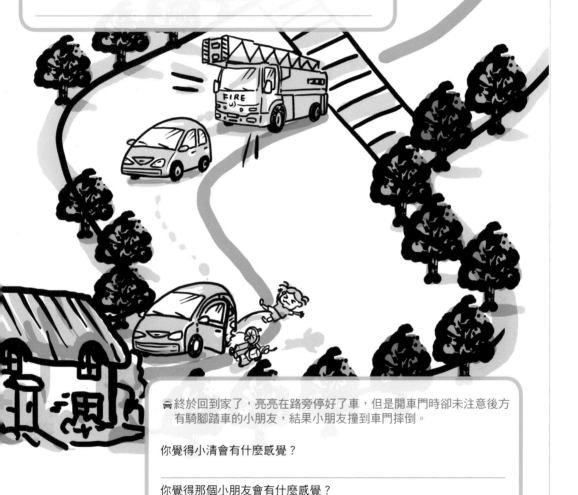

🚗 終於回到家了，亮亮在路旁停好了車，但是開車門時卻未注意後方有騎腳踏車的小朋友，結果小朋友撞到車門摔倒。

你覺得小清會有什麼感覺？

_____

你覺得那個小朋友會有什麼感覺？

_____

你覺得亮亮可以怎麼改進？改進後，小清與小朋友會有什麼感覺？

_____

節能減碳搭捷運

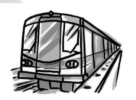

　　亮亮為了響應最近全球積極提倡的節能減碳活動，她決定每天出門都要搭大眾交通工具，以減少機車的廢氣排放量，用實際的行動來保護地球。

　　這一天，亮亮與小清約好要一起去逛書店，她們這次所選擇的交通工具是捷運，但是亮亮好像搭乘得不太順利耶！讓我們一起來看看究竟亮亮發生了什麼事情？

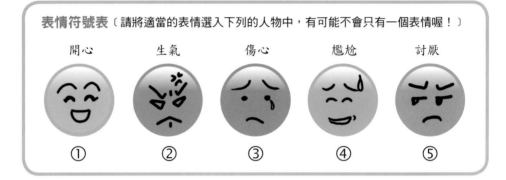

表情符號表〔請將適當的表情選入下列的人物中，有可能不會只有一個表情喔！〕

開心	生氣	傷心	尷尬	討厭
①	②	③	④	⑤

場景一：

看到捷運列車一進站，亮亮就很興奮地一直往裡面擠進去，完全不顧車廂裡是否有乘客要下車。

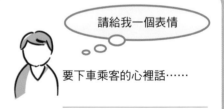

請給我一個表情

要下車乘客的心裡話……

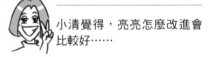

小清覺得，亮亮怎麼改進會比較好……

不然別人會感覺很不舒服，覺得她很失禮。

場景二：

經過了一陣推擠之後，亮亮流了滿身汗，也口渴了起來，於是她就拿出運動飲料喝了起來……

請給我一個表情

車上的乘客的心裡話……

_____

_____

小清覺得，亮亮怎麼改進會比較好……

_____

不然她會被罰錢，而且被車上其他乘客指指點點心裡很不好意思。

請給我一個表情

遭到亮亮批評的男生心裡話……

_____

_____

小清覺得，亮亮怎麼改進會比較好……

_____

_____

不然別人會感覺很不舒服，而且自己站在亮亮旁邊感覺很尷尬。

場景三：

經過小清的糾正之後，亮亮覺得心裡不是很舒服，但是也接受了。此時她發現身旁有一個男生滿臉青春痘，她便大聲地跟小清評論他。

場景四：

就在一瞬間，亮亮發現有一個
位子沒有人坐，她就咻地一聲
迅速地坐到空位上。此時，這
一站有一個老太太帶著小嬰兒
走上來，直接走到亮亮的旁邊
站著，小清一直推亮亮作為
暗示，並告訴她這是「博愛
座」，結果亮亮裝睡……

請給我一個表情

那位老太太的心裡話……

_____

_____

小清覺得，亮亮怎麼改進會
比較好……

_____

_____

不然其他乘客會不喜歡她，覺得她不
會主動讓位，而且還是博愛座。

請給我一個表情

車廂裡乘客的心裡話……

_____

_____

小清覺得，亮亮怎麼改進會比較
好……

_____

_____

這樣的話，別人才會覺得她很有禮貌，
是個懂禮儀的女孩。

場景五：

不一會兒，亮亮接到了小保的
電話告訴她球賽贏球的消息，
結果亮亮興奮地在車廂裡大
笑，並且高聲地與小保聊天。

五、休閒與生活

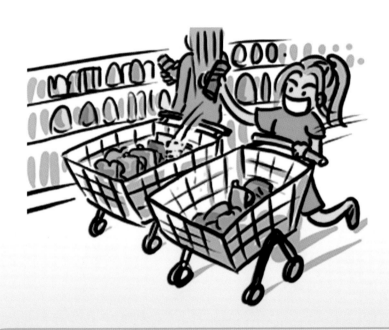

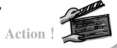

平時人們不用上課、上班的時候常會在社區附近的大賣場、百貨公司和家人或朋友悠閒地買東西，東逛逛、西瞧瞧，有時也會一起忙裡偷閒去看場電影、喝點飲料讓彼此的生活放鬆，休息一下。這樣做除了滿足生活上的需要，也能使我們的精神愉快，更有元氣地面對生活中的壓力、不愉快，但這件原本令人快樂的事如果沒有注意到一些重要的禮儀，可能會使我們或別人的好心情大打折扣呢！

圖中的小保、亮亮和大家一起逛街時發生了什麼狀況呢？

你準備好了嗎？讓我們一起看故事的主角們發生了什麼事？

Action！

大賣場驚魂記

這一天，小清、阿德、大胖、亮亮和小保為了準備中元普渡的用品，一行人一起到了大賣場逛逛……

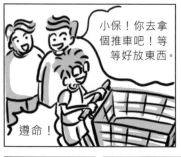

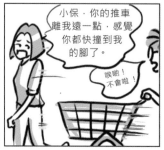

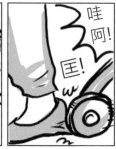

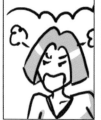

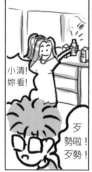

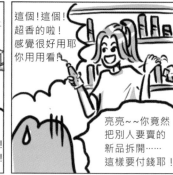

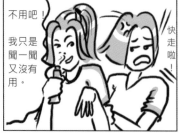

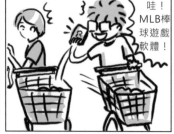

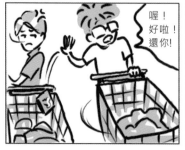

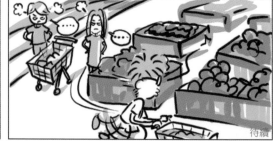

待續

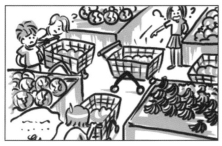

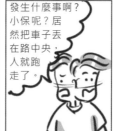

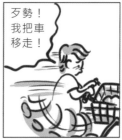

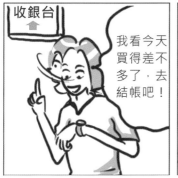

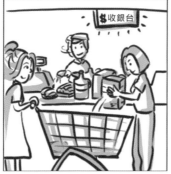

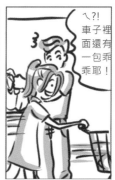

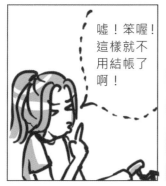

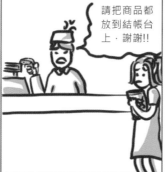

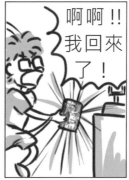

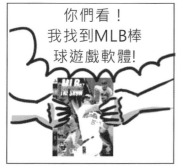

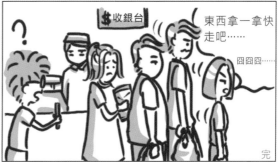

看完了這個漫畫之後，心中一定有很多想法吧！讓我們一起來看看究竟在這漫畫中，小保和亮亮做了哪些事情呢？讓我們一起來看看吧！

事件一 小保推手推車時沒有注意前方小清的腳，不小心撞上去了。

☺ 你覺得，小清及旁邊其他的人遇到這樣的事情，他們心裡會有什麼感覺？把你認為的答案勾起來☑。
☐ 小清覺得小保有些不細心。
☐ 旁邊的人覺得小保不是很貼心，推車時應該要與前面的人保持適當的距離。

✍ 解析

小保推手推車的時候沒有與前方的小清保持適當的距離，結果不小心撞上小清的腳踝，這樣的行為是有些不細心，讓被撞到的人不舒服。

✌ 建議

到大賣場購物時，推手推車時必須要與前方的人或是前方的手推車保持一定的距離，多一點細心，更能夠展現出對他人的貼心。

事件二 亮亮把全新的化妝品包裝拆開，試聞味道。

☺ 你覺得，小清及旁邊其他的人遇到這樣的事情，他們心裡會有什麼感覺？把你認為的答案勾起來☑。
☐ 小清覺得亮亮這樣做是可以的，只是聞一聞有什麼關係。
☐ 化妝品部的小姐覺得生氣，不購買就不能把新的包裝拆開，這樣會讓她很為難，不知該如何是好。
☐ 小清覺得很驚訝，認為亮亮怎麼可以將新的包裝拆開。

✍ 解析

亮亮在大賣場將全新的化妝品包裝拆開來試聞味道，這樣的行為已經造成了櫃台小姐的困擾。

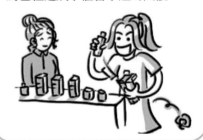

🖖建議

　　當你很想試用化妝品或試聞化妝品的味道，但沒有試用品或試用品用完時，應該要請櫃台小姐協助，而不能自作主張地將全新包裝的化妝品拆開，否則會造成櫃台小姐的困擾。

事件三　小保看到別人的手推車上有他喜歡的東西，就直接拿走放到自己的手推車上。

😊你覺得，大胖及旁邊其他的人遇到這樣的事情，他們心裡會有什麼感覺？**把你認為的答案勾起來☑。**

☐ 大胖覺得小保不應該看到別人手推車上有自己喜歡或想要的東西就直接拿走。

☐ 被拿走東西的顧客覺得小保沒有禮貌，怎麼會直接從他的手推車裡拿東西。

☐ 大胖覺得沒有什麼啊！看到喜歡的東西，本來就可以拿啊！

☝解析

　　小保逛大賣場時，看到別人的手推車中有自己喜歡的東西，他便直接拿走，這樣的行為是不被容許的行為，而且那個人會覺得小保有些奇怪。

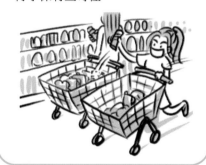

🖖建議

　　逛大賣場時，若發現別人的手推車上有你想要的東西時，可以詢問對方是在哪裡拿取的，以幫助你更快速地找到你想要的東西，但不應該從別人的手推車裡拿走，因為對方既然把它放在手推車裡，即表示是他預定要購買的物品。

事件四　小保把手推車停在路中央，影響別人的動線。

☺你覺得，阿德及旁邊其他的人遇到這樣的事情，他們心裡會有什麼感覺？**把你認為的答案勾起來☑。**
☐ 阿德覺得小保有些不細心，不可以把手推車放在路中央，人就跑了。
☐ 阿德覺得小保這樣的行為還好啊！其他要過去的人繞路就好了。
☐ 其他的客人覺得有些不便，這樣的行為造成其他人的麻煩。

✎解析

小保為了要去找他想要的電動遊戲，而將手推車停在路中央，這樣的行為已經影響到後方要通過的客人。

✌建議

當你很想試用化妝品或試聞化妝品的味道，但沒有試用品或試用品用完時，應該要請櫃台小姐協助，而不能自作主張地將全新包裝的化妝品拆開，否則會造成櫃台小姐的困擾。

事件五　亮亮在結帳時沒有把手推車裡的物品都放在結帳台上，藉此想要矇混過去不用付錢。

☺你覺得，大胖及旁邊其他的人遇到這樣的事情，他們心裡會有什麼感覺？**把你認為的答案勾起來☑。**
☐ 大胖覺得亮亮有些貪小便宜，不應該使用這樣的方式逃避付費。
☐ 結帳人員覺得這樣的行為是不被大家所接受的，而且會讓人覺得有偷竊的嫌疑。
☐ 大胖覺得亮亮這樣是很聰明的行為，因為這樣就不用付商品的錢啦！

✎解析

亮亮在結帳時沒有將所有的物品都放在結帳台上，想要使用矇混的方式讓這商品不用結帳，這樣會被認為是貪小便宜的行為，若是被賣場人員發現，可能要付比該商品更貴的賠償金，真是得不償失！

建議

　　去賣場時，這樣的行為是不被接受的，所以應當要「避免」這樣的事情發生。然而，例外的情形是當購買大量一模一樣的商品時，可以只拿一件商品放到結帳台上，同時告知收銀員還有多少數量的一模一樣的商品在手推車裡，或者當購買的商品體積很龐大或重量很重，不方便將商品放在結帳台時，可以先告知收銀員，你還有什麼商品放在手推車裡，收銀員將會協助你結帳。

心得欄

海角七號

這個周末，阿德約了小保一起去看很火熱的國片「海角七號」，他們興高采烈地進入電影院後……

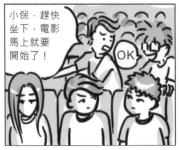

小保，趕快坐下，電影馬上就要開始了！

OK

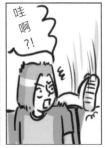

哇啊？！

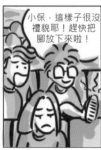

小保，這樣子很沒禮貌耶！趕快把腳放下來啦！

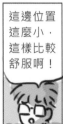

這邊位置這麼小，這樣比較舒服啊！

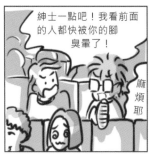

紳士一點吧！我看前面的人都快被你的腳臭暈了！

麻煩耶

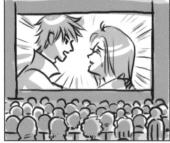

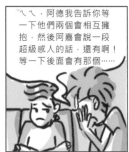

ㄟㄟ，阿德我告訴你等一下他們兩個會相互擁抱，然後阿嘉會說一段超級感人的話，還有啊！等一下後面會有那個……

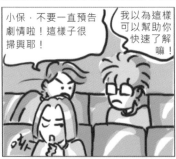

小保，不要一直預告劇情啦！這樣子很掃興耶！

我以為這樣可以幫助你快速了解嘛！

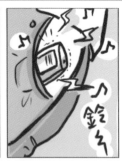

ㄉㄨㄉ 鈴

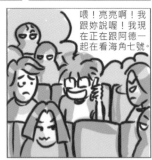

喂！亮亮啊！我跟妳說喔！我現在正在跟阿德一起看海角七號。

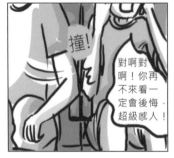

撞！

對啊對啊！你再不來看一定會後悔，超級感人！

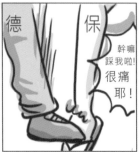

德 保

幹嘛踩我啦！很痛耶！

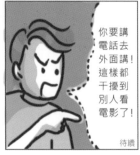

你要講電話去外面講！這樣都干擾到別人看電影了！

待續

130

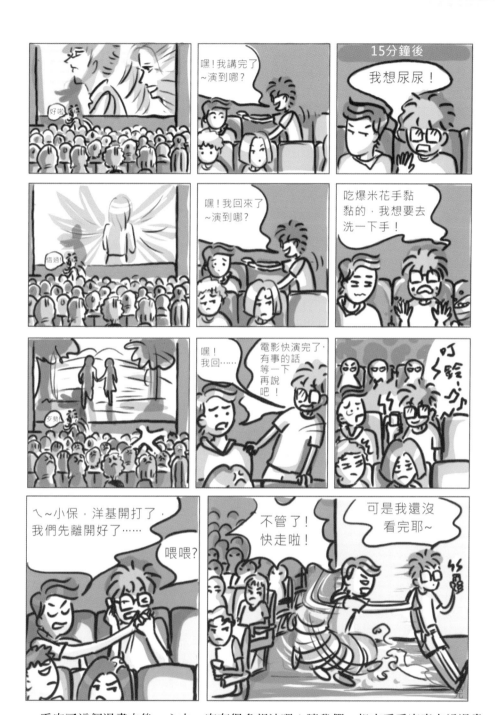

　　看完了這個漫畫之後，心中一定有很多想法吧！讓我們一起來看看究竟在這漫畫中，小保做了哪些事情呢？讓我們一起看看吧！

事件一 小保將他的臭腳丫放到前面座椅上。

☺你覺得，阿德及坐在前排看電影的人遇到這樣的事情，他們心裡會有什麼感覺？把你認為的答案勾起來☑。

□ 因為小保的行為，讓阿德會覺得有些尷尬。

□ 坐在前排的人覺得小保有些失禮，似乎是把電影院當成自己的家一樣。

□ 阿德覺得小保這樣的行為很舒適自在，沒有什麼不對的地方。

□ 前面的人覺得小保有些自私，不應該把別人的座位占為自己使用的空間。

☝ 解析

　　小保到電影院看電影竟然將腳翹到前面座椅上，這樣除了會造成坐在前排的人不方便外，也有可能會讓別人聞到不好的氣味，讓人感到介意。

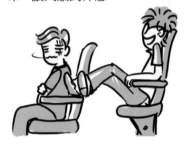

✌ 建議

　　到電影院看電影時，不可以因為自己的舒適而影響到別人，應該避免將腳翹到別人的椅背上或是扶手上。

事件二 小保一直在預告電影的劇情，引起阿德的不滿。

☺你覺得，阿德與其他看電影的人遇到這樣的事情，他們心裡會有什麼感覺？把你認為的答案勾起來☑。

□ 阿德覺得小保這樣的行為有點掃興，這樣會破壞大家對電影劇情的期待感。

□ 阿德認為小保這樣的行為沒有什麼不對，反而有助於他了解劇情。

□ 其他看電影的人覺得小保有些討厭，電影的劇情都被他講光了，那還要看什麼呢？

☝ 解析

　　小保在電影放映中一直預告接下來的劇情，這樣的行為在「看電影」這個休閒中是「絕對」不可以發生的，這樣的行為會讓別人感到掃興，減少了看電影的樂趣。

建議

　　當你在看電影時,如果你知道有關於電影的劇情,若當下很想與他人分享,你必須要忍耐,為的是讓別人能夠盡情地觀賞電影,看完電影後再與他人討論劇情也不遲。

事件三　小保進入電影院時忘記將手機鈴聲調整為震動模式。

☺你覺得,阿德與其他看電影的人遇到這樣的事情,他們心裡會有什麼感覺?
把你認為的答案勾起來☑。
□ 阿德認為小保應該要更注意一些。
□ 其他看電影的人覺得小保有些失禮,破壞了他們看電影的興致。
□ 其他看電影的人覺得小保有些不細心,竟然不知道進電影院要先將手機鈴聲調整為震動模式。

解析

　　小保看電影時忘記將手機鈴聲調整為震動模式,使在電影播放中手機大聲地響起,影響別人看電影的興致。

建議

　　若是你要去看電影,進入電影院前,請記得要先將手機鈴聲調整為震動模式或是關機,以避免電影在播放過程中手機大聲地響起,這樣的情況會嚴重影響別人看電影的興致,而且電影情節所營造的氣氛也有可能因此而被打斷。

事件四　小保在電影進行中在放映廳裡講電話,引起周遭人的不滿。

☺你覺得,阿德與其他看電影的人遇到這樣的事情,他們心裡會有什麼感覺?
把你認為的答案勾起來☑。
□ 阿德覺得小保似乎不太體諒別人的心情,怎麼可以在電影播放中恣肆地講電話呢!
□ 其他看電影的人會覺得小保有些討厭,他講電話的聲音讓其他人沒辦法專心看電影了。
□ 阿德覺得小保沒有做錯什麼,講電話就講電話啊!沒什麼!

小保在電影播放中大聲地講電話，這樣的行為已經干擾到其他觀看電影的人，難怪會引起他人不舒服。

✌ 建議

若電影播放中，你必須接電話，此時請移動位置到放映廳外講電話，雖然這樣會讓你無法看到接下來的劇情，但為了不影響大多數的人觀看電影的心情，此時就必須犧牲一下自己了，偶爾小小的犧牲，其實是對大家的體貼。或者你也可以選擇看完電影後再回電話。

事件五　小保一直在他的座位附近來來回回地走動，干擾到其他看電影的人。

☺你覺得，阿德與其他看電影的人遇到這樣的事情，他們心裡會有什麼感覺？**把你認為的答案勾起來☑**。

☐ 坐在他旁邊的人覺得小保有些自私，他這樣的行為已經干擾到別人了。

☐ 阿德覺得很尷尬，小保這樣的行為讓身為朋友的阿德不知道該如何是好。

☝ 解析

小保這樣的行為也是在電影院中不可以被接受的行為，來來回回地一直走動會擋住別人的視線，可能會讓別人錯過了精彩的一幕。

✌ 建議

電影放映中應當要減少離開座位的次數，因為會影響其他人觀看電影的視線和心情，這樣的表現是體貼他人的行為。

按圖索驥

情境 分類	項目	內容	別人的心聲	重要指數
漫畫或小說店	11—1	在租書店，不要尚未付錢就把書看完。而在一般的書店（例如：誠品書店），有封套封住的書，未經服務人員的協助，不能自行拆封。	小保最喜歡到租書店看免錢的書，而且還有冷氣可以吹，但是這樣的行為，會讓服務人員感到介意，覺得這樣的行為有些貪小便宜，不應該還沒有付錢就把書看完。	★★★★★
	11—2	如果漫畫中的某頁頁面是你很喜歡的，也不能撕掉帶走。	小清租漫畫，總是會遇到缺頁的情況，她覺得任意地把自己喜歡的頁面撕下來這樣的行為有些自私，因為租書店中的漫畫書非屬個人的，而是大家都可以租的，這樣的行為已經影響到別人閱讀的權利。	★★★★★
	11—3	逛漫畫或小說店時，說話音量要降低。	阿德不喜歡逛書店或是漫畫店時，總是有人說話很大聲，這樣會破壞書店寧靜的氣氛，覺得這樣的行為似乎不太注意別人的感受。	★★★★☆
	11—4	如果漫畫或小說只剩下一本，不要去搶別人已經先選好的書。	亮亮總是很喜歡去搶別人已經選好的漫畫，這樣的行為就像是排隊被插隊，會讓別人心裡覺得不舒服。	★★★☆☆

		使用網咖的電腦時，不要任意觀看別人的螢幕。	大胖去網咖時，不喜歡別人一直盯著他的螢幕看，因為他覺得這樣的行為好像是在窺探他的隱私，心裡覺得介意。	
網咖	11—5			★ ★ ★ ★ ☆
		不要隨意評論別人。	阿德聽到小保正在大聲批評某個逛書店的人很胖，他覺得有些尷尬而且也會讓那個人覺得很不舒服。	
	11—6		看！ 那個人好胖喔！ 	★ ★ ★ ★ ★
郵局或銀行		在郵局或銀行時，不要隨意看別人的資料。	關於金錢與資產的資料通常都是隱私的一部分，在郵局或銀行辦事時我們要避免去看別人的資料，同時也要小心不要讓服務人員之外的陌生人看到你的資料。	
	11—7		叫號處 哇！好老喔！ 五十年次的！ 	★ ★ ★ ★ ★

郵局或銀行	11—8	別人正在提款時，離他兩大步的距離，以避免看到別人的資料。	小保提款時都不會主動地距離別人兩大步，這樣會讓正在提款的人很不自在，有可能會覺得你正在偷看他的個人資料。	★ ★ ★ ★ ★
	11—9	進入郵局及銀行時，如果你有戴安全帽或口罩，應脫下再進入郵局或銀行。	郵局及銀行的門口都會貼出公告，提醒你進入郵局或銀行時要記得脫掉安全帽及口罩，這是避免警衛把你誤認為要搶劫，而且如果你進入郵局跟銀行沒有脫安全帽及口罩，別人也會覺得你有些奇怪，懷疑你有不良企圖而不敢靠近你。	★ ★ ★ ★ ★
	11—10	若要處理財務相關的事情，要先抽取號碼牌且等候語音叫號，才到櫃檯接受服務。	阿德不喜歡有些人都不抽取號碼牌就插隊，而且被行員糾正還理直氣壯地大聲嚷嚷。	★ ★ ★ ★ ☆
	11—11	若不需要服務人員的協助時，可以委婉地說：「謝謝，我可以自己來，如果有需要時再麻煩你幫忙。」	小清覺得直接告知服務人員自己不需要協助的行為很好，直接表明想法，讓服務人員為其他有需要的人提供服務。	★ ★ ★ ☆ ☆

百貨公司	11—12	逛百貨公司時，未結帳的東西不能放進自己的袋子裡。	亮亮逛百貨公司時會把未結帳的東西放到自己的袋子裡，亮亮覺得這樣不需拿在手上很方便，但卻有可能讓別人誤會為是有想偷東西的企圖。	★ ★ ★ ★ ★
	11—13	如果想試用開架式化妝品的話，只能試用貼有「試用品」的商品，如果沒有試用品或試用品已用完，可以請服務人員協助。	化妝品的單價通常較高，亮亮想要試用化妝品時，她都自行拆封全新商品來試用，讓服務人員覺得很困擾。	★ ★ ★ ★ ☆
超級市場／大賣場	11—14	大賣場的商品有些是多量商品包裝在一起，無法拆開單獨賣，顧客也不能自行拆開包裝。	大賣場的東西通常都是大量批發的，以量制價，所以可以較便宜。大胖若只想買少量的商品，他不會選擇去大賣場，因為他知道不能自行拆開大量商品的包裝只買其中的少量商品。這是很細心，也很聰明的決定。	★ ★ ★ ☆ ☆
	11—15	不要拿別人手推車裡的商品。	亮亮每次去逛大賣場時，若喜歡別人手推車裡的東西，她都會直接拿走，這樣的行為讓對方心裡感到很不舒服。	★ ★ ★ ☆ ☆

超級市場／大賣場	11—16	若不是試用品的商品，不可以打開試用。	小清不喜歡有些人捨棄試用品不用，卻打開全新的商品來試用，這樣的行為會造成服務人員的困擾。	★★★☆☆
	11—17	推手推車時，不要距離前面的人太近，以免撞到前面的人。	大胖去大賣場都很害怕後面的手推車會撞到他，所以他也會很貼心地小心不讓自己的手推車距離前面的人太近，阿德覺得這樣的行為非常貼心。	★★☆☆☆
	11—18	若走道上有很多人行走，手推車不要擋在別人的動線上。	小清不喜歡去逛大賣場時，有人把自己的手推車停在路中央，讓別人無法通過，造成動線阻塞。	★★☆☆☆
	11—19	結帳時，要把手推車內的商品全都拿到結帳台上。	大胖去逛大買場時都會記得將手推車裡的所有商品拿上結帳台來結帳，如果故意不將商品全部拿出，或者未主動告知收銀員還有商品留在手推車內，可能會讓別人誤以為有偷竊的意圖，如果被發現，商家也會對於這樣的行為予以警告或懲罰。	★★☆☆☆

	11—20	看電影時,手機要記得調整為震動模式或關機。	阿德去看電影時最受不了的就是有人手機沒有調整為震動模式或關機,電話鈴聲會打斷別人看電影的興致。	★★★★☆
	11—21	電影放映中,不要在放映廳中講電話。	小保喜歡在電影放映中講電話,不僅沒有離開座位,還講得很大聲,影響到其他人看電影的心情。	★★★★★
	11—22	即使你已經知道電影的劇情,也不要一直預告接下來的內容。	小清看電影時,就算知道接下來的劇情,她也不會跟她身旁的朋友講,因為她知道這樣會破壞別人看電影的興致,是有同理心的想法。	★★★★☆
看電影時	11—23	不要在電影放映後一直在座位附近來回地走動,如果有急事須通過其他人的面前,記得要低頭通過,避免擋到別人看電影的視線。	大胖不喜歡看電影時,前面有人一直走來走去,因為這樣會擋到他看電影的視線,他心裡會感到有些介意。	★★★★☆
	11—24	吃爆米花或其他零食時,不要與朋友嬉鬧,互相丟來丟去。	亮亮與朋友去看電影時,喜歡跟朋友用爆米花互相丟來丟去嬉鬧,渾然忘記旁邊還有其他看電影的人,沒有顧慮到別人的感受。	★★★☆☆
	11—25	看電影時一個人是一個座位,不要因為個人的舒適而將腳翹到前面座椅的扶手或椅背上。	小保看電影時,喜歡將腳翹到前面座椅的扶手上,讓坐在前面的人心裡覺得很討厭,而且也聞到不好聞的氣味。	★★★☆☆

去游泳時	11—26	不可以沒換泳衣就直接跳入水中。	游泳池規定不可以沒有換泳衣就跳入水中，亮亮去游泳都會換上泳衣後才下水。	★ ★ ★ ★ ★
	11—27	換好泳衣，下水前記得戴上泳帽。	小保去游泳時都不戴泳帽進入游泳池，這樣很有可能會讓頭皮屑或是頭髮掉在水中，讓其他的泳客覺得有些不舒服。	★ ★ ★ ★ ★
	11—28	女生若遇到經期來，請避免游泳或下水。	女生經期來時請「儘量」避免下水，若堅持下水會造成血染游泳池的情況，自己也可能會受到感染，為了保護自己也保護別人，經期來時儘量避免從事水上活動。	★ ★ ★ ★ ★
	11—29	游泳時，不可以在池中小便。	大胖去游泳時很不喜歡有小朋友在游泳池中尿尿，這樣是不衛生的行為，要小便應該要去廁所才對。	★ ★ ★ ★ ☆
	11—30	若游泳池未說明可以跳水，跳水前請先詢問服務人員是否可以跳水，任意跳水的結果可能發生意外。	游泳池若深度不夠，通常都會禁止跳水，若無標示可以跳水時，請不要恣意地練習跳水，因為這樣很有可能會讓頭部撞到游泳池底部而發生意外。	★ ★ ★ ★ ☆

爬格子

　　歡迎大家來到爬格子，請各位選擇一個英文字〔最下方〕，選定之後即可開始往上爬格子，若遇到轉彎處時請轉彎，但在轉彎處遇到問題時請回答對或錯，並且將○或✗填入括號中，以利最後對答案。當你爬到最上格後，會得到一個獎勵，並且開始對答案並計算總分，答對一題得一分，再依照自己的總分看看自己的講評。請大家加油囉！〔解答與講評在下一頁〕

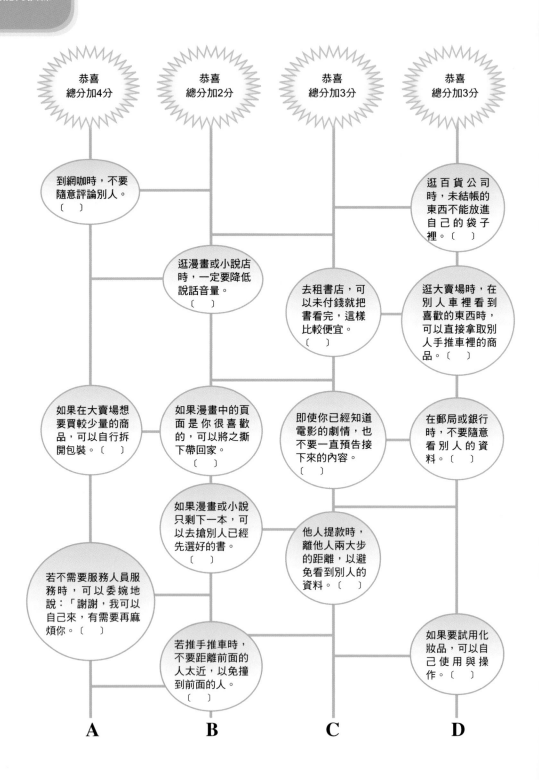

恭喜
總分加4分

恭喜
總分加2分

恭喜
總分加3分

恭喜
總分加3分

到網咖時，不要
隨意評論別人。
〔　〕

逛百貨公司
時，未結帳的
東西不能放進
自己的袋子
裡。〔　〕

逛漫畫或小說店
時，一定要降低
說話音量。
〔　〕

去租書店，可
以未付錢就把
書看完，這樣
比較便宜。
〔　〕

逛大賣場時，在
別人車裡看到
喜歡的東西時，
可以直接拿取別
人手推車裡的商
品。〔　〕

如果在大賣場想
要買較少量的商
品，可以自行拆
開包裝。〔　〕

如果漫畫中的頁
面是你很喜歡
的，可以將之撕
下帶回家。
〔　〕

即使你已經知道
電影的劇情，也
不要一直預告接
下來的內容。
〔　〕

在郵局或銀行
時，不要隨意
看別人的資
料。〔　〕

如果漫畫或小說
只剩下一本，可
以去搶別人已經
先選好的書。
〔　〕

他人提款時，
離他人兩大步
的距離，以避
免看到別人的
資料。〔　〕

若不需要服務人員服
務時，可以委婉地
說：「謝謝，我可以
自己來，有需要再麻
煩你。〔　〕

若推手推車時，
不要距離前面的
人太近，以免撞
到前面的人。
〔　〕

如果要試用化
妝品，可以自
己使用與操
作。〔　〕

A   B   C   D

解答

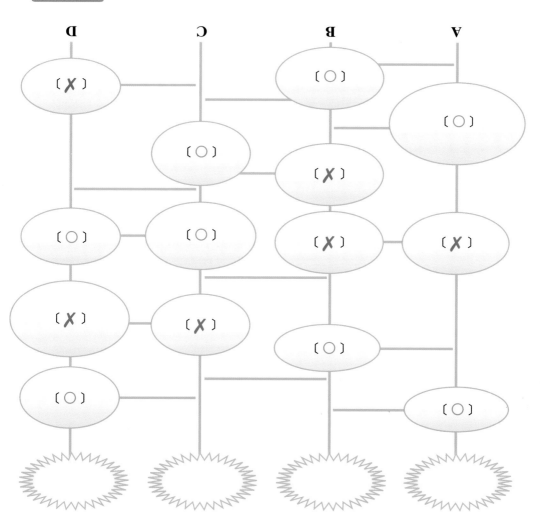

總分：＿＿＿＿＿＿分

決戰命運的時刻〔講評〕

4分以下	分數落在這裡的朋友，你得再加把力囉！如果對於書中的概念不是很清楚，記得要常常翻翻這本書喔！長期累積下來，你的功力一定會大增的！
4分-6分	分數落在這裡的朋友，你已經答對很多題目囉，再加點油一定可以全部答對的，讓自己成為一個社交高手吧！
6-8分	分數落在這裡的朋友，很不錯喔！答對了六成以上的題目呢！再加把勁，就可以全部答對囉！要記得努力實踐在實際生活中喔！
8-10分	分數落在這裡的朋友，表示你幾乎每一個題目都答對喔！真是太厲害了！如果可以將你從書上學到的知識與方法運用到實際的生活中，這將會對你有很大的幫助喔！說不定還可以成為萬人迷呢！

心 得 欄

六、我的學校生活

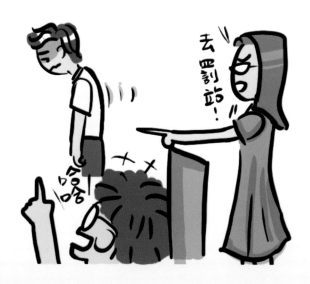

如果你是正在上學階段的朋友，學校可能會是你每天待很長時間的地方，當然跟你一起長時間相處的會是班上的同學以及老師們。如果你事先知道在學校生存的一些小秘訣，並且能掌握這些重要的絕竅，你一定可以在班上有很好的人緣，並且和老師們相處得很愉快，學校生活中的點點滴滴在將來都可能變成你的甜美回憶喔！我們有許多一輩子的死黨（好朋友），就是過去曾在學校一起陪你度過風風雨雨的同學呢！

圖中的小保和大家一起在學校生活時發生了什麼狀況呢？

你準備好了嗎？讓我們一起看故事的主角們發生了什麼事？

Action！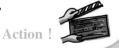

上學 (1)

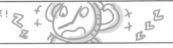

小保昨天看棒球中日大戰看到了凌晨2點，今天上學差點起不來！
在床上賴了快30分鐘的床，最後才急急忙忙地衝出家門……

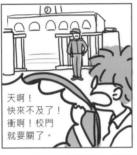

天啊！
快來不及了！
衝啊！校門
就要關了。

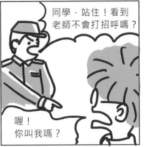

同學，站住！看到
老師不會打招呼嗎？

喔！
你叫我嗎？

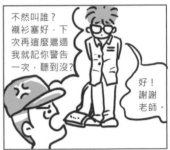

不然叫誰？
襯衫塞好，下
次再這麼邋遢
我就記你警告
一次，聽到沒？

好！
謝謝
老師。

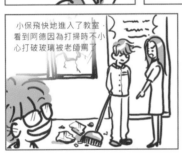

小保飛快地進入了教室，
看到阿德因為打掃時不小
心打破玻璃被老師罵了。

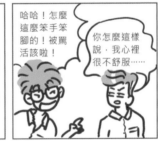

哈哈！怎麼
這麼笨手笨
腳的！被罵
活該啦！

你怎麼這樣
說，我心裡
很不舒服……

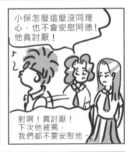

小保怎麼這麼沒同理
心，也不會安慰阿德！
他真討厭！

對啊！真討厭！
下次他被罵，
我們都不要安慰他。

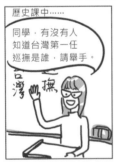

歷史課中……

同學，有沒有人
知道台灣第一任
巡撫是誰，請舉手。

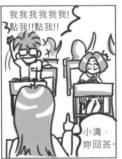

我我我我我！
點我!!點我!!

小清，
妳回答。

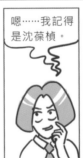

嗯……我記得
是沈葆楨。

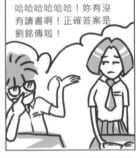

哈哈哈哈哈哈！妳有沒
有讀書啊！正確答案是
劉銘傳啦！

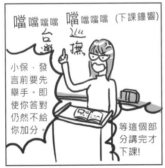

噹噹噹噹 噹噹噹噹 (下課鐘響)

小保，發
言前要先
舉手。即
使你答對
仍然不給
你加分。

等這個部
分講完才
下課！

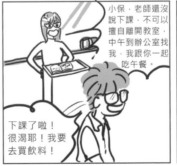

下課了啦！
很渴耶！我要
去買飲料！

小保，老師還沒
說下課，不可以
擅自離開教室，
中午到辦公室找
我，我跟你一起
吃午餐。

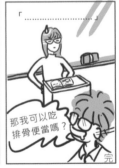

「……………………」

那我可以吃
排骨便當嗎？

完

　　看完了這個漫畫之後，心中一定有很多想法吧！讓我們一起來看看究竟在這漫畫中，小保做了哪些事情呢？讓我們一起看看吧！

事件一　小保把手推車停在路中央，影響別人的動線。

☺你覺得，老師遇到小保這樣的狀況，他的心裡會有什麼感覺？**把你認為的答案勾起來☑**。

□ 老師覺得小保應該要多注意他的禮貌。

□ 老師覺得小保很頑皮，是一個可愛的學生。

👆解析

　　小保在校門口遇到老師卻沒有主動打招呼，這樣的行為會讓老師覺得小保有些失禮。

✌建議

　　不管在學校內或在學校以外的地方，若是遇到師長，都要主動跟師長打招呼。

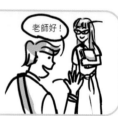

事件二　當同學受到處罰時，小保嘲笑他且沒有給予安慰。

☺你覺得，被嘲笑的同學與其他看到這個事件的人，他們心裡會有什麼感覺？**把你認為的答案勾起來☑**。

□ 被嘲笑的同學沒有什麼感覺。

□ 被嘲笑的同學心裡覺得很難過，認為小保不應該嘲笑別人。

□ 老師會覺得小保似乎缺少同理心，應該要適度地安慰同學。

👆解析

　　小保的同學被老師處罰時，他卻在一旁落井下石，這樣的行為不但會讓那位同學感到更難過，老師也會覺得小保似乎缺少了點同理心，另外部分同學可能會覺得小保很討厭。

✌建議

　　當遇到同學被處罰時，我們應該在他被處罰後給予適當的安慰，例如：「沒關係啦！下次更注意一點就不會被處罰了。」這樣的表現會讓別人覺得你是一個貼心的人。

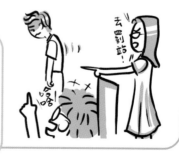

事件三 同學回答問題時說錯答案，小保不僅沒有安慰同學，反而還嘲笑他，並且大聲地把正確答案說出來。

☺ 你覺得，上課的老師、被嘲笑的同學與班上的其他同學遇到這樣的事情，他們心裡會有什麼感覺？**把你認為的答案勾起來☑。**

□ 班上的其他同學會覺得小保似乎是有點自大。

□ 被嘲笑的同學心裡很難過，認為小保應該要適度地安慰他才對。

□ 老師會覺得小保的行為已經造成別人心裡不舒服了。

✍ 解析

　　同學答錯老師問的問題時，小保沒有適度地安慰，反而還大聲地講出正確答案，並且嘲笑那位答錯的同學，這樣的行為會造成那位同學心裡不舒服，而且其他人也會對小保有不好的感覺。

✌ 建議

　　當遇到這樣的情況時，我們應該要適度地安慰答錯的同學，如果你知道正確答案，也不要大聲地說出來，因為這樣做，別人會覺得你有些自以為是，此時可以小聲地說或是把答案放在心裡。

心 得 欄

| 事件四 | 下課鐘聲響起，但老師還沒有宣布下課，小保就自己離開教室。 |

☺你覺得，上課的老師與班上的同學看到這樣的事情，他們心裡會有什麼感覺？**把你認為的答案勾起來☑**。

☝ **解析**

下課鐘聲響起，老師還沒有宣布下課，小保就擅自離開座位，這樣的行為是不能被接受的。在上課時應該是要聽從老師的指令，就算下課鐘聲響起，也應該要等老師說下課才可以離開，不然這樣的行為會讓老師心裡覺得不舒服，會認為小保沒有尊重他。

☐ 老師覺得小保有些不尊重他，即使較晚下課，也應該要聽從老師的指令才對。

☐ 其他同學會覺得小保沒有犯錯，因為下課鐘響就應該可以離開教室。

☐ 其他同學覺得小保有點失禮，老師還在上課就私自離開座位，這是不應該的。

☐ 老師覺得小保很率性，這樣的行為是被允許的。

✌ **建議**

當遇到類似的情況時，應該要等老師說下課後，才可以離開教室。若有緊急或已約定好的事情一定要在下課鐘響時離開教室，建議在上課前先跟老師說明理由（無論老師是否會晚下課），徵得上課老師的同意，這樣當老師真的較晚下課時，自己就可以先安靜地離開教室。

心 得 欄

上學 (2)

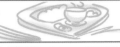

噹噹噹噹 噹噹噹噹！下課鐘響起，又到了午餐的時間，學校有營養午餐。今天輪到大胖和小保負責幫同學打菜……

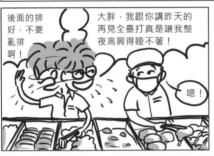

後面的排好，不要亂排啊！

大胖，我跟你講昨天的再見全壘打真是讓我整夜高興得睡不著！

嗯！

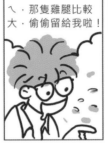

ㄟ，那隻雞腿比較大，偷偷留給我啦！

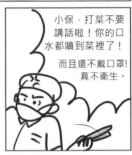

小保，打菜不要講話啦！你的口水都噴到菜裡了！

而且還不戴口罩！真不衛生。

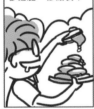

喔YA！終於換我盛飯了！哇！還剩下好多雞腿，都給我！

ㄟ！不能因為還有剩，就你一個人通通吃光光啊！

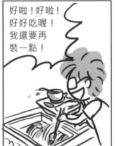

好啦！好啦！好好吃喔！我還要再裝一點！

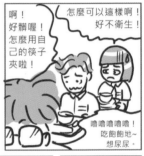

啊！好髒喔！怎麼用自己的筷子夾啦！

怎麼可以這樣啊！好不衛生！

嚕嚕嚕嚕嚕！吃飽飽地～想尿尿。

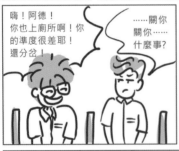

嗨！阿德！你也上廁所啊！你的準度很差耶！還分岔！

……關你

……關你……什麼事？

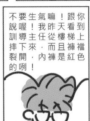

不要生氣嘛！跟你說喔！我昨天看到訓導主任從樓梯上摔下來，而且褲襠裂開，內褲是紅色的咧！

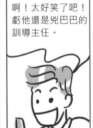

啊！太好笑了吧！虧他還是兇巴巴的訓導主任！

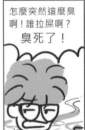

怎麼突然這麼臭啊！誰拉屎啊？

臭死了！

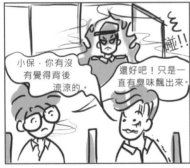

啦!!

小保，你有沒有覺得背後涼涼的。

還好吧！只是一直有臭味飄出來。

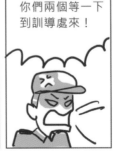

你們兩個等一下到訓導處來！

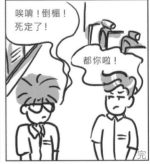

唉喲！倒楣！死定了！

都你啦！

完

看完了這個漫畫之後，心中一定有很多想法吧！讓我們一起來看看究竟在這漫畫中，小保做了哪些事情呢？讓我們一起看看吧！

事件一 小保幫同學打菜時，一直跟別人聊天，導致口水噴到菜餚裡面。

☺你覺得，正在裝中餐的同學與大胖看到這樣的事情，他們心裡會有什麼感覺？**把你認為的答案勾起來☑**。
☐ 大胖覺得小保有些不衛生，一直講話，口水會噴到菜餚裡。
☐ 大胖覺得邊打菜邊聊天沒有什麼不對啊！不然很無聊耶！

☞解析

小保在負責打菜工作時，一直跟大胖聊天，導致他的口水一直噴到菜餚裡，讓其他裝菜的同學覺得小保有些不衛生。

✍建議

當你負責打菜時，應該要避免與同學聊天，因為這樣會讓自己的口水噴到菜餚裡面。若是無法避免講話，可以選擇戴上口罩，來擋住可能噴出的口水。

事件二 小保看到他喜歡的食物，一口氣全部夾光光，讓其他想吃的人沒有機會享用。

☺你覺得，班上的同學與大胖遇到這樣的事情，他們心裡會有什麼感覺？**把你認為的答案勾起來☑**。
☐ 其他同學覺得小保沒有什麼不對的地方，喜歡吃就可以夾很多啊！
☐ 其他同學覺得小保有些自私，他夾光光，其他人就沒機會享用了。
☐ 大胖覺得小保似乎是個不太替別人著想的人。

☞解析

小保打完菜後，將他喜歡吃的食物全部都夾光光，這樣的行為讓別人覺得有些自私，可能有其他同學想要再多吃一點，但因為小保把它夾光光而吃不到。

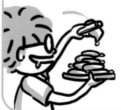

建議

　　若是你遇到這樣的情況時，不可以直接將自己喜歡吃的食物通通夾光光，別人有可能也會想要再食用，所以自己喜歡的食物可以稍微拿取多一點，但不要全部夾光光。

事件三　小保使用自己的餐具去拿取營養午餐的菜餚。

☺你覺得，班上的同學與大胖遇到這樣的事情，他們心裡會有什麼感覺？**把你認為的答案勾起來☑。**

☐ 班上的同學覺得小保用自己的餐具去取用食物有點不衛生，這樣就沒有人敢再取用了！

☐ 大胖覺得小保似乎不太替別人著想。

解析

　　午餐時，小保使用自己的餐具去取用營養午餐的菜餚，這樣是不太衛生的行為，自己的口水會混到食物裡面，這樣就沒有人敢吃那道菜了。

建議

　　取用營養午餐之類的公用食物，應該要使用公共的餐具（公筷母匙），這樣才可以保持衛生，不讓自己的口水混到公用的食物中。

事件四　小保使用小便斗時一直東張西望，而且還嘲笑別人。

☺你覺得，一同上廁所的同學與阿德遇到這樣的事情，他們心裡會有什麼感覺？**把你認為的答案勾起來☑。**

☐ 阿德覺得小保這樣的行為會讓別人覺得尷尬。

☐ 阿德覺得小保這樣的行為有些不適當，不應該邊上廁所邊東張西望。

☐ 阿德覺得小保有些不尊重其他人，這樣的行為會讓別人覺得小保有點奇怪。

解析

　　小保使用小便斗時一直東張西望，還不時地嘲笑別人，這樣的行為是上廁所時的禁忌，不但讓使別人覺得尷尬，無形中也讓別人不喜歡你。

　　男生在使用小便斗時，應該要避免這類事情的發生，東張西望會讓別人覺得不舒服，如果還批評別人，則會讓別人更介意。

事件五 小保在廁所討論八卦。

☺你覺得，一同上廁所的同學、阿德與正被八卦的人遇到這樣的事情，他們心裡會有什麼感覺？**把你認為的答案勾起來☑。**

☐ 阿德覺得小保這樣的行為不適當，儘量不要在別人的背後講是非。

☐ 其他的同學覺得小保這樣的行為很好啊，一起分享別人的糗狀很好玩。

☐ 被討論的主角聽到自己成為八卦主題時，心裡一定覺得不好受。

解析

　　小保在使用小便斗時，與同學一起討論八卦，講別人八卦是不太適當的行為，如果這時被你討論的主角也正在使用廁所，而且也聽到你們的談話，他的心裡一定會覺得不舒服。廁所使用時門是關起來的，你不知道有誰在裡面，所以要儘量避免在廁所談論是非、八卦或是需要保密的事情。

建議

　　若是真的很想講八卦時，應該要找隱密的地方，例如：自己的房間等，不要選擇在公共場合講，當然如果能儘量避免講別人的八卦是更好的選擇。

按圖索驥

（適用國小、國中階段）

12.校園生活

情境分類	項目	內容	別人的心聲	重要指數
通則	12—1	在學校裡面，遇到同學或師長時，要主動打招呼。	阿德在學校裡若是遇到老師或同學，他都會主動地向他們打招呼，老師跟同學都覺得他是一個很有禮貌的人，都很喜歡他。 老師好！	★★★★★
	12—2	上課發言時要舉手，並且要耐心地等待老師回應才可以發言。	亮亮上課不舉手發言，一直搶話，讓老師覺得很困擾，同學心裡也覺得不舒服。	★★★★☆
上廁所時	12—3	使用小便斗時，不要四處亂看及批評別人。	小保上廁所時喜歡到處亂看，讓旁邊的人心裡感覺不舒服，也覺得他有些奇怪。 男廁	★★★★★

上廁所時	12—4	打開廁所門之前，要先敲門並且等待幾秒鐘，確定沒有人再開門。	大胖不喜歡打開廁所門前不敲門的人，萬一門沒有鎖好而被直接打開，會讓廁所裡的人覺得尷尬，而且可能會有點生氣。	★★★★☆
	12—5	在廁所時，若聞到菸味或其他異味，不要大聲批評。	小清上廁所時，若聞到菸味或是其他的異味，她不會直接地大聲批評，因為她知道這樣會讓對方很尷尬。	★★★★☆
	12—6	不要隔著廁所門與同伴討論事情或八卦。	小保上廁所會跟同學隔著門討論別人的八卦，其實他們所討論的對象很有可能也來上廁所，若被對方聽到，會讓對方感到介意。	★★★☆☆
吃午餐時	12—7	吃午餐時，若有自己喜歡的菜，第一次夾菜時先取一份的量（若不確定多少可問老師或同學）或者可以稍微多一點點，吃完後若還想吃可再去夾，但記得不要全部夾光光，要留一些給其他同學享用。	小清不喜歡那些看到有自己喜歡的菜就拼命盛裝的人，她覺得這樣的人似乎不太替別人著想。	★★★★★
	12—8	打菜時不要說話。	大胖不喜歡幫忙打菜的同學一直聊天，因為這樣他們的口水會噴到菜餚裡面，有點不太衛生。	★★★★★

吃午餐時	12—9	不能使用自己的餐具去盛菜桶中的食物,應使用公共的餐具。	阿德吃飯時,若想要再盛裝一些,他會使用公共的餐具,而不會使用自己的餐具,因為他知道這樣子比較衛生。	★★★★☆
	12—10	吃飯時,不可以拿筷子指著別人。	小清不喜歡別人吃飯時拿著筷子指著她,這樣的行為會讓她感到不舒服。	★★★☆☆
	12—11	吃飽後,若想將剩下的食物或殘渣倒入菜桶,先選擇菜量最少的菜桶,並問其他同學是否還要取用菜桶中的食物,確定無人要使用後才可倒入。	小保若要倒廚餘前都不會先問問同學還有沒有人要吃,而直接倒進去,這樣的行為會讓別人覺得他似乎不太替別人著想。	★★★☆☆
下課時	12—12	老師較晚下課時,若有要事必須離開教室則先向老師告知原因;若沒有要事則需忍耐,等到老師下課才可離開。	阿德若是遇到老師較晚下課,他都會很有耐心地等待老師講完才離開座位,因為他覺得這是尊重老師的行為,而且他知道全班都一起在等待下課,不是只有他而已。	★★★★☆
當我被獎勵時	12—13	當被獎勵或讚美時,面帶微笑地說「謝謝」即可,不需要一直跟別人強調自己勝過別人之處。	亮亮每次被老師誇獎時都會一直跟別人炫耀,而且還會說別人很笨,這樣的行為會讓她的同學覺得亮亮有些愛現。	★★★★★
	12—14	當被獎勵時,要記得感謝曾經協助你完成這項成果的人。	小清被老師誇獎時,她會很謙虛地不到處炫耀,而且還會感謝那些幫助過她的同學,大家都覺得小清是一個很棒的人,很喜歡跟她一起合作。	★★★★☆

當我被處罰時	12—15	當自己犯錯時,要反省自己的過錯,而不是去指責其他人也犯同樣的錯誤。	小保犯錯時,都會去指責其他也犯同樣錯誤的同學,這樣的行為會讓老師覺得他不是真心地悔過,而且同學會覺得他不是一個可以信賴的人,會被他打小報告。	★★★★★
	12—16	跟老師頂嘴是不被允許的,若不清楚被處罰的原因時,可以虛心地詢問老師。	阿德若犯錯被處罰時,都會虛心地詢問老師自己哪裡做錯了,並且會認真地檢討,老師覺得這樣的學生很有上進心,同學也會覺得阿德是一個會改過的人。	★★★★☆
當別人被獎勵時	12—17	雖然自己知道答案,但沒有被老師點到來回答,而願意把回答問題的機會讓給其他的同學,這是一件榮譽的事情。	小清上課舉手搶答,但是沒有被點到,她會耐心地等待下一次機會,並且真心地讚美答對的同學,大家都覺得她很有風度。	★★★★☆
	12—18	雖然自己先被老師點到來回答問題,但是另一位同學的答案比自己的更完整時,要有風度地接受,並且向他學習。	老師先點小保回答問題,但是另一位同學的答案比他完整,小保就會大聲嚷嚷,這樣的行為會讓其他同學覺得小保似乎缺少了度量。	★★★★☆
當別人被處罰時	12—19	當別人被處罰時,不要嘲笑或批評別人,而且要適度地安慰別人。	阿德若是看到同學被老師處罰了,他都會很有同理心地安慰同學,並且會幫助同學改正錯誤,同學都會覺得阿德很貼心,很喜歡跟他交朋友。	★★★★☆

當別人被處罰時	12—20	當別人被處罰時，不要再指責別人的過失。	小清看到同學被處罰時，她都會安慰他，並且幫助他改正錯誤，不會再指責他的過錯，大家都覺得小清很棒而且貼心。	★★★★☆
當我是值日生時	12—21	值日生是全班輪流擔任的工作，所以輪到你當值日生的時候應該要確實做好值日生的工作。	小保當值日生時會偷懶，讓同學覺得他是一個沒有責任感的人，每個人都應該要做好自己份內的工作。	★★★☆☆
當我是班級幹部時	12—22	不要一直指使別人去做事情，自己也要幫忙。	亮亮當選了班長，但她會仗著自己是班長而指使別人做事，自己卻不幫忙，班上的同學不喜歡亮亮這樣的行為。	★★★☆☆

13.學科課程

項目	內容	別人的心聲	重要指數
13—1	當同學做錯事、回答錯誤答案或考試分數比我低時，我不會當著其他同學的面，把這件事說出來，如果我嘲笑他，會讓他很難過。我不喜歡被嘲笑，所以我也不嘲笑別人。	阿德若是看到同學考試考不好，都會很有同理心地安慰同學，並且會幫助同學解答不會的題目，同學都覺得阿德很貼心，很喜歡跟他交朋友。	★★★★★
13—2	「考試」的意思是要完全靠自己的能力去回答問題，所以遇到不會回答的問題時不可以拿書、講義或任何資料來看，也不可以看同學的答案。翻閱資料或看同學的答案都是作弊，會受到處罰，但是如果對題目的意思不清楚的話，可以在自己的位子上舉手，等老師過來了以後，再小聲地問老師。	亮亮沒有認真準備考試，考試時還拿講義出來看，有時還會當「長頸鹿」偷看別人的答案，結果被老師抓到她作弊的證據，但亮亮卻不認錯，讓同學跟老師不是很喜歡她，以後可能沒有人會再相信亮亮了。	★★★★★

13—3	當同學做錯事或回答錯誤的答案，而自己知道正確答案時，如果老師沒有要我回答，我會把答案放在心裡而不會大聲地說出來。	亮亮上課看到同學答錯問題，她都會沒有舉手就把答案大聲地說出來，而且還會取笑答錯的同學，這樣的行為會讓那位同學心裡感到難過，也讓其他同學覺得亮亮不考慮他人感受。	★★★★☆
13—4	當同學正確回答老師的問題而受到獎勵時，自己不會把相同的答案再說一次或說「我早就知道答案了！」。可以安靜地等待老師問下一個問題時趕快舉手，如果老師沒有點到自己回答也沒關係，可以在心裡默唸答案。	小清上課舉手搶答，但是沒有被老師點到回答時，她會安靜地耐心等待下一次的機會，並且誠心地讚美答對的同學，大家都覺得她很有風度。	★★★★☆

14.其他課程

情境分類	項目	內容	別人的心聲	重要指數
班會	14—1	表決的結果若不符合自己的意見，仍要服從多數人的意見。	班上進行投票，若是小保不喜歡的項目當選，他都會很不服氣地大聲嚷嚷，班上的同學覺得小保這樣的行為很沒有民主的精神，應該少數要服從多數人的決議。	★★★★★
音樂課	14—2	不要直接批評別人的表演（唱歌、演奏樂器等）。	亮亮若覺得同學表演得不好，她都會直接地批評，讓表演的同學心裡很受傷，其他的同學也會因此而不喜歡亮亮。	★★★★☆

美術課	14—3	不要直接批評別人的作品或畫別人的作品。	大胖若是看到同學作品表現得不是很好，他都不會直接地批評，因為他知道直接批評別人的作品是一件不適當的行為，而且會讓對方感到難過。	★ ★ ★ ★ ★
	14—4	若已經下課了但自己的作品未完成，應收拾好自己的東西並做好下一堂課的準備。	下課鐘聲響了，小清的作品仍未完成，但她會迅速地整理自己的東西，並且前往下一堂上課的教室，未完成的作品會找時間再把它完成，因為她知道每一堂課都有一定的進度，若是沒有聽到某個部分會是她的損失。	★ ★ ★ ☆ ☆
電腦課	14—5	上電腦課時，要專心聽老師講的進度，不要在下面玩自己的電腦遊戲。	大胖不喜歡同學上電腦課卻一直在下面玩自己的電腦遊戲，而事後再抱怨都沒有聽到老師上的內容，因為這樣是不尊重老師的行為，也影響到其他同學上課。	★ ★ ★ ★ ★
	14—6	當未完成老師所教的上一個步驟，而老師將螢幕畫面切換到老師的教學畫面時，需耐心等待老師講解完畢再繼續完成未完成的步驟。	小清上電腦課，若是前一個步驟未完成但老師已切換螢幕時，她都會有耐心地等老師說完再繼續未完成的步驟。	★ ★ ★ ★ ☆
體育課	14—7	運動的目的是為了保持身體健康，而不是輸贏。無論表現如何，都要展現運動家的精神「勝不驕，敗不餒，堅持到比賽的最後一刻，以及光明正大地進行比賽」。	小保跑步很慢，但是他想在100公尺比賽時贏得勝利，他便不擇手段地拿小石頭放在對方的跑道上，試圖讓對方跌倒，這樣的行為是缺乏運動家的精神，而且很有可能因此讓對方受傷。這樣的行為若被發現，即使贏得比賽，資格也可能被取消。	★ ★ ★ ★ ★

	14—8	如果覺得裁判的判決不公平，可以跟裁判說明自己的觀點，但需要尊重裁判的判決。	大胖不喜歡那些不服裁判判決而公然地在場上跟裁判大吵的人，這樣的行為是缺乏運動家精神的。	★★★★☆
綜合活動課	14—9	若自己同組的組員破壞全組努力的成果，可以視情況包容他（是無心之過還是刻意的），若還是很生氣，可以先暫時離開、深呼吸緩和情緒後再想補救的方法，也可以跟同組的組員一起討論補救措施。自己一個人跑去跟老師告狀可能不是恰當的方式。	家政課時，同組的同學不小心將剛剛完成的西米露打翻了，亮亮竟然大聲地指責對方，而且還自己跑去跟老師告狀，讓打翻的同學覺得很難過，同組的其他同學也會覺得亮亮似乎缺乏包容心，應該要先跟他們討論看看怎麼處理這個事件，而不是自己跑去跟老師告狀。	★★★★★
	14—10	若分配到與不喜歡的人同一組，也要有風度地和他一起完成作業。	童軍課分組時，小清跟她不喜歡的同學分在同一組，但她還是會很有風度地與同學一起完成應該完成的工作。	★★★★☆

超級大富翁一學校生活之旅

　　歡迎來到超級大富翁的世界，這裡的遊戲充滿了挑戰，希望各位挑戰者可以盡力搶下自己的分數喔！在玩之前，請熟讀以下訊息：

遊戲規則

1. 每次遊戲需兩人以上同玩，最多至三人。
2. 每位參賽者須選擇一位人物〔撕下下面的人物〕。
3. 每一格有一項題目，至此格者，要依照題目回答問題，對手依照正確答案給予正解，答對者可以繼續下一輪的遊戲，答錯者則必須暫停一次。
4. 每位參賽者都需記錄自己所回答的答案是答對或是答錯〔使用下頁的計分板〕，答對即在該題打○，答錯即打✗。記得要確定每一題都有記錄喔！以方便在遊戲結束後統計輸贏。
5. 若在命運或機會中抽到回答問題，答對或答錯，可利用17題以後的格子記錄。
6. 先到達終點的人總分加20分，最後一個人抵達終點後遊戲結束，開始計算總分。
7. 使用完的人物及骰子要記得收起來，以利下次使用。
8. 分數最高者為第一名，以此類推。

需要道具

1. 骰子〔撕下下面的骰子〕
2. 人物〔撕下下面的人物〕

計分板 〔請將你選擇的人物名稱填入括號中〕

超級大富翁										
	題號	1	2	3	4	5	6	7	8	9
○/✗	參賽者1〔　　〕									
	參賽者2〔　　〕									
	參賽者3〔　　〕									

10	11	12	13	14	15	16	17	18	19	20	21	22	總分

人物

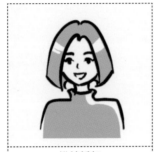

沿線折起

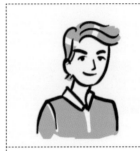

沿線折起

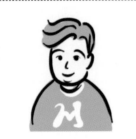

沿線折起

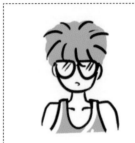

沿線折起

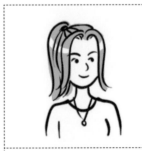

沿線折起

機會及命運卡

請退回起點	請前進1格	每人給予鼓掌10下
再抽一張命運	回答問題：小保吃飯時喜歡拿著筷子指著別人，請問這樣的行為是○或✗。	回答問題：阿德當值日生時會認真負責做好每一樣他應該做的事情，請問這樣的行為是○或✗。
故意打翻別人的飲料，總分扣5分	拾金不昧，總分加5分	進行冬眠，停止一回合
停止一回合	每個人給你好話一句	回答問題：小清犯錯被老師責罵，結果還頂嘴，請問這樣的行為是○或✗。
回答問題：大胖上電腦課都認真上課，不私下打電動，請問這樣的行為是○或✗。	再抽一張機會	

骰子 〔可自行選取喜歡的骰子〕

1

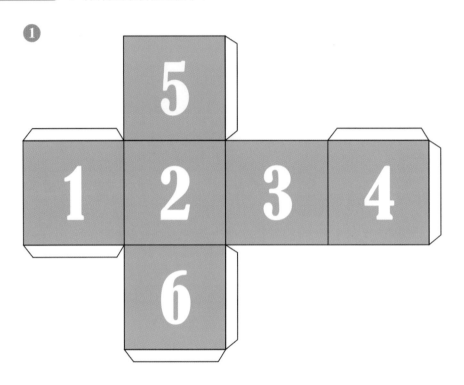

〔作法〕

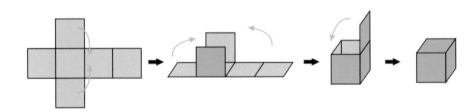

②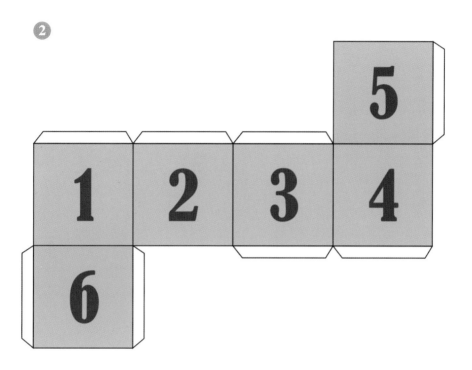

〔作法〕

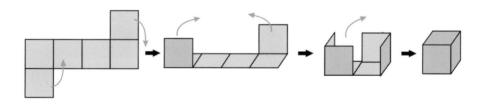

阿德上課偷打手機裡的電動遊戲，被老師抓到後，他還指責其他的同學上課看漫畫。	小清看到同學考試考不好，她會過去安慰他，不會嘲笑他。	小保吃營養午餐時，看到自己很喜歡吃的餚，他還是會適量用，因為他知道別人想吃這道菜。
小清上廁所時都不會先敲門，都直接很用力地拉開廁所的門。	超級大富翁一學校	
亮亮在走廊上遇到老師都會主動地說「老師早」。		
機會		
阿德幫同學打菜時都會保持安靜，有時候還會自己準備口罩，以免口水噴到菜餚裡面。	小保使用小便斗時都會一直看別人，有時候還會直接地批評別人。	大胖不擅長打籃球，課時他為了得到勝和手肘撞對手，或是用拍打對方的手。

總是不等老師點他發
自己就拼命地講話，
還會嘲笑答錯的同

上電腦課時，阿德很不喜歡
老師切換螢幕，因為這樣會
打斷他未完成的步驟，他會
大聲地指責老師。

命運！

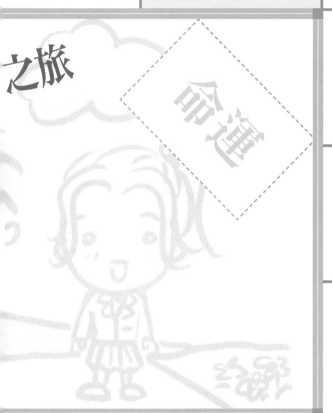

之旅

老師先點大胖回答問題，雖然
是大胖先說答案，但是另一位
同學的答案比大胖完整，大胖
還是很有風度地去接受，並且
向他學習。

阿德被選為班上的風紀股
長，但是他老是仗著自己的
職位叫同學幫他買飲料，不
幫他買，他就會向老師打小
報告說那位同學上課講話。

若是小保看到同學的圖畫畫
得比他好，他就會拿色筆偷
偷地添加幾筆，或是亂塗同
學的畫作。

被老師讚美時，都會
跟阿德炫耀，而且還
小保很笨，無法像她
被老師稱讚。

下課鐘響了，老師還未下
課，小清便會耐心地等
待，不會隨意地離開教
室。

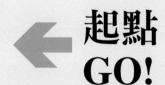

**起點
GO!**

七、常見禮儀通則

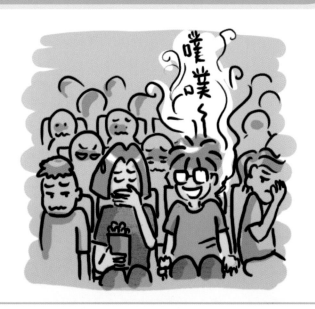

你知道嗎？我們每天的生活中有很多的場合都必須跟別人相處，有些特殊的場合我們會配合台灣的習俗做出和大多數人一樣的行為，像是參加婚禮時我們會穿戴亮麗、整齊的衣服，會包「雙數」的「紅」包，並且說祝福新人的話；參加喪禮時，我們就必須表現得嚴肅，穿黑色或白色的衣服，要包「單數」的「白」包給喪家。不知道你是否想過為什麼要這麼做？要怎麼知道不同場合該如何表現？其實這些都是隱藏在我們社會裡的一些重要禮節，並沒有絕對的對或錯，但是如果你不小心弄錯了，或沒有注意，可能會使其他人覺得不貼心或覺得奇怪，如果你很想知道有哪些內容，歡迎你看下面的說明，教你一些避免出糗的簡單方法：多觀察環境中的人怎麼做、怎麼說。

圖中的小保、亮亮和大家在一起時發生了什麼狀況呢？

你準備好了嗎？讓我們一起看下面故事的主角們發生了什麼事？

Action！

婚禮喪禮傻傻分不清楚

星期天，亮亮與小清同時要參與兩個場合的活動，一個是中午小清表哥的結婚喜宴，一個是下午朋友的喪禮，小清提醒過亮亮婚禮與喪禮是兩個完全不同的場合，在穿著與談吐方面要特別注意，亮亮信誓旦旦地要小清放心，她知道她要做什麼，但是……

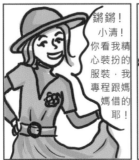

鏘鏘！小清！你看我精心裝扮的服裝，我專程跟媽媽借的耶！

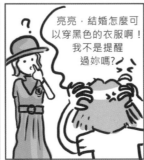

亮亮，結婚怎麼可以穿黑色的衣服啊！我不是提醒過妳嗎？

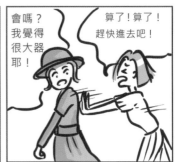

會嗎？我覺得很大器耶！

算了！算了！趕快進去吧！

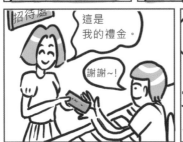

招待處

這是我的禮金。

謝謝～！

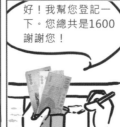

好！我幫您登記一下。您總共是1600謝謝您！

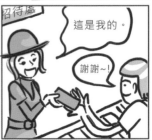

招待處

這是我的。

謝謝～！

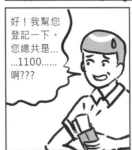

好！我幫您登記一下。您總共是……1100……啊？？？

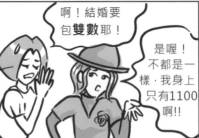

啊！結婚要包雙數耶！

是喔！不都是一樣，我身上只有1100啊！！

算了！算了！快進去吧～

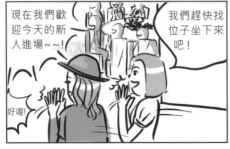

現在我們歡迎今天的新人進場～～！

我們趕快找位子坐下來吧！

好喔！

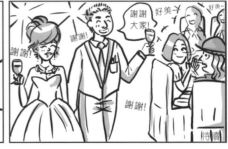

謝謝大家！

謝謝!

好美

謝謝!

謝謝!

待續

172

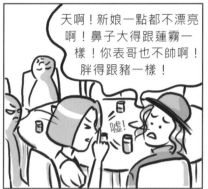

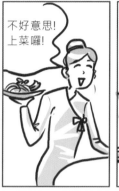

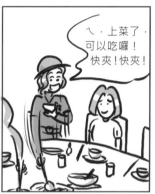

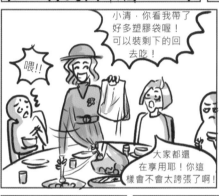

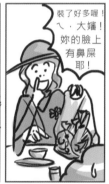

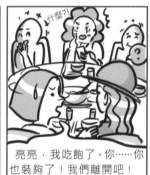

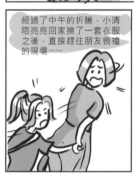

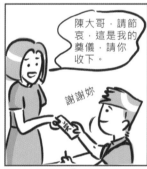

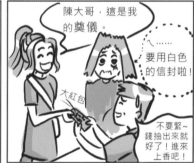

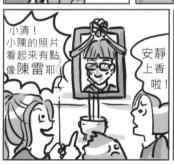

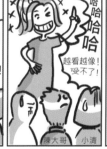

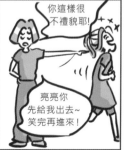

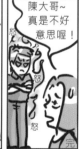

看完了這個漫畫之後，心中一定有很多想法吧！讓我們一起來看看究竟在這漫畫中，亮亮做了哪些事情呢！讓我們一起看看吧！

事件一 亮亮穿著不適當的衣服參與婚禮（穿著黑色套裝及鳳飛飛的大帽子）。

☺你覺得，小清及參與婚禮的人遇到這樣的事情，他們心裡會有什麼感覺？**把你認為的答案勾起來☑**。

☐ 小清覺得有些尷尬，穿黑色的衣服參加婚禮，感覺有些不吉利。

☐ 參與婚禮的客人覺得亮亮有些失禮了。

☐ 參加婚禮的客人都沒有什麼感覺或是不舒服。

☐ 新郎跟新娘會覺得有些介意。

☞ 解析

參加婚禮，最忌諱的就是穿著黑色與會，黑色是參加喪禮的顏色，這樣會讓人感覺不吉祥，會讓與會的人與主人們感覺不舒服。

✌ 建議

當遇到婚禮時應該要穿著紅色等象徵吉祥平安的顏色，但是又不可以穿得太引人矚目，以至於搶了新人的風頭。當遇到不知道該如何穿著時，應當問問身邊的親朋好友，或是上網查詢一些相關的訊息，才不至於犯下失禮的錯誤。

事件二 亮亮包的婚禮禮金是單數。

☺你覺得，小清及參與婚禮招待遇到這樣的事情，他們心裡會有什麼感覺？**把你認為的答案勾起來☑**。

☐ 婚禮招待員會覺得不太舒服。

☐ 婚禮招待員會覺得很開心，因為收到錢了。

☐ 婚禮招待員會覺得這樣的數字有些不吉利。

☐ 婚禮招待員會覺得沒有什麼。

☞ 解析

參加婚禮時所包的禮金應該要是雙數（例如：1200、1600或1800等），因為雙數代表成雙成對；但是要切記，不得包有4的禮金（例如：1400或2400），因為4的諧音是「死」，對台灣人而言是不吉利的數字。

當遇到要包禮金時，切記：「包雙數，要避4」。當遇到不知道該怎麼包禮金時，可以問問身邊的親朋好友，或是上網查詢一些相關的訊息，才不至於犯下失禮的錯誤。

事件三 亮亮在婚禮中當場嘲笑新娘及新郎的外表。

☺你覺得，小清及參與婚禮的人遇到這樣的事情，他們心裡會有什麼感覺？**把你認為的答案勾起來☑**。
☐ 小清覺得沒有什麼不好的啊！本來就應該要說出心裡話。
☐ 小清覺得很不好意思，亮亮這樣的行為讓她很尷尬。
☐ 新人有些不開心，結婚的愉悅心情都被破壞了。
☐ 新人的家人有些介意，認為亮亮破壞了美好的氣氛。

解析

結婚是一個歡樂的場合，是新人一生中難忘的日子，若是你認為新人的服裝或是長相覺得不適當、很好笑都不可以「當場」講出來，這樣很有可能會破壞婚禮的美好氣氛。

建議

若是真的很想告訴別人，只能私下偷偷地告訴你的朋友，而不可以大聲地批評。

事件四 婚禮餐宴大家都還在吃的時候，亮亮就開始打包食物。

☺你覺得，小清及同餐桌的人遇到這樣的事情，他們心裡會有什麼感覺？**把你認為的答案勾起來☑**。
☐ 一起用餐的客人會覺得亮亮有些奇怪。
☐ 一起用餐的客人覺得亮亮這樣的行為已經破壞了他們的好心情。
☐ 小清覺得很好啊！這樣打包食物的份量才會比較多。
☐ 小清覺得有些尷尬，認為亮亮這樣的行為有些失禮。

解析

亮亮不應該在大家都還在用餐時就開始打包食物，這樣的行為會造成其他人的不舒服，也有可能造成大家對她這樣的行為有貪小便宜的感覺。

建議

　　如果你很想打包食物，「一定」要等待大家都用餐完畢才可以開始打包，如果你不太能抓準打包的時間點，可以問問你身邊熟識的好朋友，他們會提供適當的答案。

事件五　亮亮在眾人面前說出大嬸臉上有鼻屎，讓大嬸很尷尬。

☺你覺得，小清及一起用餐的人遇到這樣的事情，他們心裡會有什麼感覺？**把你認為的答案勾起來☑**。

□ 小清覺得尷尬，讓她不知如何是好。

□ 大嬸覺得有些丟臉，覺得亮亮似乎不同理別人的心情。

□ 小清覺得沒什麼，有事情本來就是要講清楚。

□ 大嬸可能會有點生氣，認為亮亮應該要小聲或私下跟她說即可。

解析

　　亮亮在公開的場合中大聲地告訴大嬸她臉上有鼻屎，這樣的行為會讓大嬸感到有些尷尬，心裡有些不舒服。

建議

　　若你遇到這樣的事情，此時請不要大聲地說出來，應該要到當事人旁邊小小聲地對他說，讓他一個人知道就可以了，這樣是在乎他人感受的表示。

事件六　亮亮使用紅色的信封袋包奠儀給喪家。

☺你覺得，小清及參與喪禮的人遇到這樣的事情，他們心裡會有什麼感覺？**把你認為的答案勾起來☑**。

□ 喪家心裡會覺得不舒服。

□ 小清覺得很尷尬，讓她不知道如何是好。

□ 小清覺得沒什麼，顏色不就是顏色嗎？幹嘛分得這麼清楚。

解析

　　參與別人的喪禮所包的奠儀應該使用白色的素面信封，以表示對死者的尊敬；紅色等鮮豔的信封是在祝賀的場合中使用的，例如：結婚或是入新厝等。

建議

　　參與喪禮所包的奠儀「一定」要使用「白色」的，除非喪者年過80歲且沒有病痛的離去才可用「粉紅色」的信封。

事件七　亮亮在喪禮現場嘲笑死者的長相，並且大笑不止。

☺你覺得，小清及參與喪禮的人遇到這樣的事情，他們心裡會有什麼感覺？**把你認為的答案勾起來☑。**

☐ 小清覺得亮亮對死者有些失禮，不可以嘲笑死者的長相。

☐ 喪家覺得心裡有些不舒服，在哀傷的場合中不應該出現笑聲。

☐ 小清覺得尷尬，讓她不知所措。

解析

　　在喪禮中不應該笑，更不應該嘲笑死者，這對死者是不尊重的，也讓家屬的心裡覺得不舒服。

建議

　　當你在參加喪禮時，遇到你很想笑的情況，當下應該要離開現場，處理完自己的情緒後再回到喪禮現場；若是發現死者的照片裡有你覺得很好笑或是很想抱怨的情況，此時應該要忍住心裡的衝動，離開會場後才可以告訴自己熟識的朋友，不然大家都會覺得你似乎不尊重死者及其家屬。

台北巨蛋

在一個風和日麗的星期六下午，阿德、大胖、小清、亮亮與小保相約要一起到新開幕的台北巨蛋逛逛……

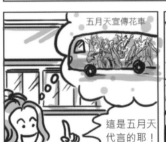

五月天宣傳花車

這是五月天代言的耶！公車上都有！

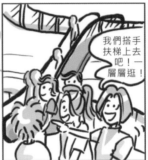

我們搭手扶梯上去吧！一層層逛！

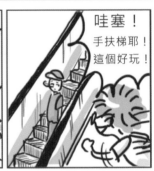

哇塞！手扶梯耶！這個好玩！

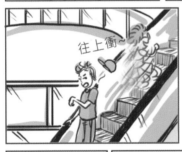

往上衝~

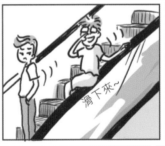

滑下來~

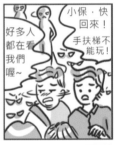

好多人都在看我們喔~

小保，快回來！手扶梯不能玩！

你是皮在癢，出門就像是脫韁的野馬！到處跑！

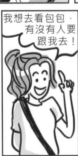

我想去看包包，有沒有人要跟我去！

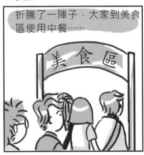

折騰了一陣子，大家到美食區使用中餐……

美食區

餓死我了，逛個百貨公司竟然可以這麼累！

還不都是小保啦！一直亂跑

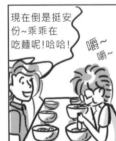

現在倒是挺安份，乖乖在吃麵呢！哈哈！

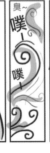

噗~噗~

臭~

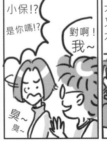

小保!?是你嗎!?

對啊！我~

臭臭

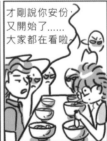

才剛說你安份又開始了……大家都在看啦

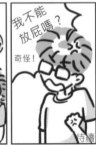

我不能放屁嗎？

奇怪！

待續

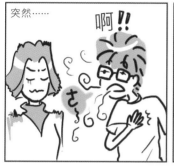
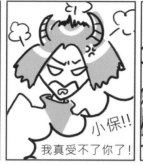
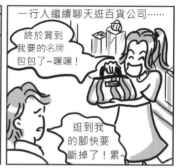
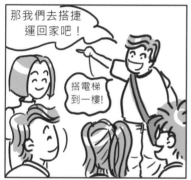
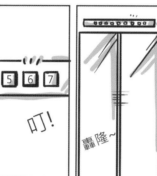
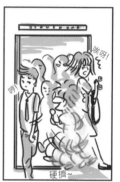
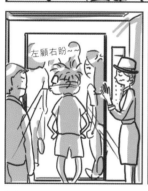
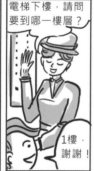
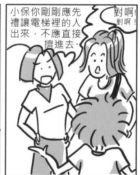
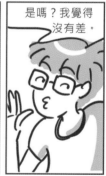
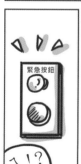
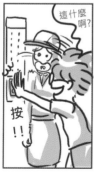
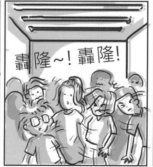
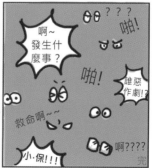

看完了這個漫畫之後，心中一定有很多想法吧！讓我們一起來看看究竟在這漫畫中，小保做了哪些事情呢？讓我們一起看看吧！

事件一 小保搭乘手扶梯時推擠前面的人，並且逆向使用手扶梯。

☺你覺得，大胖、阿德、小清及旁邊逛街的人遇到這樣的事情，他們心裡會有什麼感覺？**把你認為的答案勾起來☑。**

☐ 大胖、阿德、小清覺得小保這樣的行為讓人家不舒服，而且這樣的行為也很危險。

☐ 共乘手扶梯的人會覺得小保有些失禮，想要通過的話應該要說「對不起，借過一下」，而不是一直推擠。

☐ 共乘手扶梯的人會覺得小保很淘氣，像一個可愛的小孩子。

☐ 大胖、阿德、小清覺得尷尬，旁邊的人一直奇怪地看著他們。

✍ 解析

小保這樣的行為會讓別人認為他是因為貪圖方便或是搗蛋而逆向使用手扶梯，這樣的行為非常地危險，而且也會影響到正在使用手扶梯的其他人。

✌ 建議

搭乘手扶梯時「嚴禁」逆向使用。建議站在階梯的右側，讓急需通過的人可由階梯的左側通過。若是要「同向」地快速通過人群，但動線受到阻擋時，可以跟前方的人說「對不起，借過一下」，當對方讓路時說「謝謝」。

事件二 小保當眾放屁卻渾然沒有知覺這是不恰當的行為。

☺你覺得，大胖、阿德、小清及旁邊逛街的人遇到這樣的事情，他們心裡會有什麼感覺？**把你認為的答案勾起來☑。**

☐ 旁邊的人覺得小保有些失禮。

☐ 大胖、阿德、小清覺得還好，放屁乃人之常情，有什麼關係。

☐ 大胖、阿德、小清覺得尷尬，因為大家都用奇怪的眼光看著他們。

☐ 旁邊的人覺得不舒服，因為在吃飯的場合聽到放屁的聲音之外，還聞到臭味。

✍ 解析

小保在公共場合大聲地放屁，會讓身旁的朋友或是其他人心裡感覺到不舒服。

> 😈 建議
>
> 在公共場合中若是有想放屁的感覺，此時應該要到沒有人的地方放屁，這樣除了可以不讓別人聽到你放屁的聲音，也避免別人聞到不好的氣味，是體貼別人的行為。

事件三 小保當眾打嗝且沒有把嘴巴搗起來。

😊你覺得，大胖、阿德、小清及旁邊逛街的人遇到這樣的事情，他們心裡會有什麼感覺？**把你認為的答案勾起來☑。**

☐ 小清認為小保很自然，這樣的行為並不會影響到他的心情。

☐ 小清認為小保有些不衛生，怎麼可以對著別人的臉打嗝。

☐ 大胖跟阿德覺得小保這樣的行為會讓小清聞到他嘴裡不好的氣味。

☐ 旁邊一同用餐的其他人也會覺得小保這樣的行為是不適當的。

> ☝ 解析
>
> 小保直接對著小清的臉打嗝是一件會讓小清感到不舒服的行為，因為打嗝通常會伴隨有不好聞的氣味，所以也會讓別人感覺有些不衛生。

> 😈 建議
>
> 若你想打嗝，應該要用手搗住自己的嘴巴，並且將頭轉向沒有人的那一邊，並盡量降低發出的音量。

事件四 小保沒有讓電梯裡面的人先出來，自己再進入電梯。

😊你覺得，大胖、阿德、小清及旁邊逛街的人遇到這樣的事情，他們心裡會有什麼感覺？**把你認為的答案勾起來☑。**

☐ 大胖、阿德、小清覺得小保似乎沒有體諒到別人心裡的感受。

☐ 電梯裡要出去的乘客覺得小保有些失禮，他應該要先讓電梯裡面的人出去，自己再進電梯。

☐ 大胖、阿德、小清覺得沒有什麼，有位置當然就要先卡位啊，不然等一下沒有位子怎麼辦？

> ☝ 解析
>
> 小保搭乘電梯時，沒有先讓裡面的乘客出來就硬擠上去，這樣會讓別人覺得他有點沒禮貌。

> **建議**
>
> 　　搭乘電梯時，應該要先讓裡面的乘客出電梯，自己再進去，這樣是體貼別人的行為，自己如果先進電梯，要出電梯的人的動線就會被堵住了，造成別人的不方便。

事件五　小保搭電梯時亂按緊急呼叫器（緊急按鈕）讓大家陷入一陣恐慌。

☺你覺得，大胖、阿德、小清及旁邊逛街的人遇到這樣的事情，他們心裡會有什麼感覺？**把你認為的答案勾起來 ☑。**

□ 電梯裡的乘客會感到恐慌，不知道發生了什麼事。

□ 大胖、阿德、小清覺得小保不應該亂按緊急按鈕。

□ 大胖、阿德、小清覺得小保很淘氣，而且很有好奇心。

> **解析**
>
> 　　緊急呼叫器是搭乘電梯或手扶梯時遇到故障或意外時的救命工具，若是故意亂按緊急呼叫器，會浪費救援的人力資源，而且也會讓一同搭乘的人感到不必要的恐慌。

> **建議**
>
> 　　搭乘電梯或手扶梯時，「嚴禁」亂按緊急呼叫器或是緊急按鈕。

按圖索驥

常見社交篇

22.婚〔參加婚禮〕

項目	內容	別人的心聲	重要指數
22—1	儘量避免穿著全身都是黑色的衣服。如果無可避免,男士可打一條顏色較鮮艷的領帶,女士可以增加配件來裝飾,如項鍊或別針等。	亮亮參加朋友的婚禮卻穿著全黑的素色套裝,讓參加婚禮的朋友心裡感覺很不舒服,因為婚禮是祝福的場合,若穿著全身黑色來參加婚禮,會讓人感覺不太吉利。	★★★★★
22—2	喜慶場合包紅包,禮金要是整數的「偶數(雙數)」,如1200,不可以包單數,如1300、1500。	大胖在包結婚禮金時都會很注意,會刻意避開單數,因為偶數(雙數)代表一雙,也就是成雙成對的意思,是祝福新人的用意。	★★★★★
22—3	不可以在同桌的人還在進食時就打包食物,打包前宜詢問同桌的人是否都已食用完畢。	小保參加結婚禮宴,一邊吃東西就一邊打包他喜歡吃的菜,讓同桌的人感覺不舒服,會認為小保有些貪小便宜,如果要打包應該要等全桌的人都食用完畢了,剩下的才可以帶回家。	★★★★★

22—4	紅包一定要紅色的信封。	紅色代表喜氣,所以婚禮的禮金一定要用紅色的信封包裝,代表喜氣洋洋。	★★★★★
22—5	屬虎的人不可以進入新房。	亮亮生肖屬虎,但是她不知道屬虎的人不可以進新房,因為傳統習俗上「虎」代表「凶」、「煞」等不好的感覺,所以屬虎的人若進到新房會讓新人心裡感到不安與恐懼。	★★★★★
22—6	不能批評新郎、新娘及其他賓客的穿著及打扮。	小保在朋友的婚禮上批評新娘臉上的妝與新娘的禮服,讓現場的朋友感到非常尷尬,新人的心裡也會不舒服。 	★★★★☆
22—7	要依照桌上的指示入座。	婚宴中的座位會依照身分與輩份做規劃,有時桌子上會放置提醒牌來提醒參與的賓客依牌子的指示來入座。若桌上沒有任何的指示而不知該坐哪裡時,可以詢問婚宴上的工作人員或入口處的招待人員。	★★★☆☆
22—8	若要先行離開,要先告知主人,且說些祝福的話再離開。	小清參加婚禮若要提早離開時,都會對主人說些祝福的話,例如:百年好合或早生貴子,不僅可以祝福對方,也可以讓對方留下好印象。	★★★☆☆

23.喪（參加喪禮）

項目	內容	別人的心聲	重要指數
23—1	不穿著紅色系或鮮艷明亮的衣服，並且避免暴露的衣著。	亮亮參與喪禮，都不會看場合穿衣服，讓喪家心裡覺得不舒服，而且感覺不尊重往生者。	★ ★ ★ ★ ★
23—2	奠儀要包整數的單數，例如：1100、1300。	大胖在包奠儀時都會很注意，會刻意避開雙數，因為偶數（雙數）代表一雙，是喜慶場合時才這樣做，而喪事就必須是單數。 米碗糕？「奠儀」是指包給喪家的禮金，這是中國人的習俗，而且禮金一定要是單數。	★ ★ ★ ★ ★
23—3	奠儀不能用大紅色的信封袋，除非往生者年過80歲且沒有病痛地離去才可用粉紅色的信封。	紅色代表喜氣，所以婚禮的禮金一定要用紅色的信封包裝，代表喜氣洋洋；相對地，喪事就不可以用紅色，必須使用白色的信封袋；除非往生者年過80歲且沒有病痛地離去才可用粉紅色的信封。	★ ★ ★ ★ ★

23—4	不可以批評往生者。	喪家辦喪事已經很傷心了，若又在家屬面前批評往生者的長相或是其他事情，會讓家屬心中感到更加難過。	★ ★ ★ ★ ★
23—5	女生不要畫濃妝和擦大紅色的口紅。	亮亮頂個大濃妝去參加喪禮，讓喪家心裡覺得有些不舒服。	★ ★ ★ ★ ☆
23—6	在喪禮現場不要嬉笑，若很想笑就盡快離開。	喪禮是嚴肅的場合，不可以嘻笑打鬧，因為這樣的行為不尊重往生者與家屬，會讓他們感到介意。	★ ★ ★ ☆ ☆
23—7	可以跟喪家講些安慰的話，如「節哀順變」、「好好保重」	大胖參加喪禮時會對家屬說一些安慰的話，因為安慰的話可能帶給家屬克服哀傷的力量，對方也會覺得大胖是一個窩心的人。	★ ★ ★ ☆ ☆

24.喜慶

項目	內容	別人的心聲	重要指數
24—1	不可以摸剛出生嬰兒的頭。	小清到別人家探望剛出生的小嬰兒時，都會避免摸小嬰兒的頭部，因為她知道小嬰兒的頭部上面還軟軟的，囟門還沒有閉合，對這部分要特別小心注意，這樣的行為會讓小嬰兒的父母覺得她是可以讓人放心的人。 **米碗糕？** 「囟〔唸ㄒㄧㄣˋ〕門」是指嬰兒的頭部骨骼尚未完全密合，所以會有一部分的腦部沒有骨骼覆蓋，那個部分俗稱囟門。	★★★★★
24—2	不要批評嬰兒的長相。	新生兒是父母的寶貝，若當著嬰兒的父母或親人面前批評嬰兒的長相，會讓他們覺得心裡很不舒服。 好像沒有毛的老鼠喔!	★★★★☆
24—3	說吉祥話，例如：「恭喜，恭喜。」	阿德遇到別人結婚或是入新厝時都會看場合說些吉祥的話，這樣會讓主人覺得很高興，受到祝福。	★★★☆☆

25.電話

項目	內容	別人的心聲	重要指數
25—1	若跟人借電話使用，不要聊太久或使用太久。	大胖不喜歡借小保手機，因為小保每次都講很久，讓大胖很心痛，而他的電話費也增加很多，無形中會認為小保占他的便宜，未來如果小保再跟他借手機，大胖不會想再借他。	★★★★★
25—2	要打電話給別人，若不是非常緊急，最晚不要超過晚上九點半；最早不要早於早上九點。	多數人晚上九點就已經準備就寢了，小清會避免在晚上九點以後打電話聯絡別人，因為她知道晚上九點以後是大家休息的時間。	★★★★★
25—3	若跟別人在談話中電話響了，要跟對方說：「不好意思，我接個電話。」	大胖與人談話時若電話響起，他會很貼心地跟對方說：「不好意思，我接個電話」，因為這樣一句話會讓對方覺得他有禮貌。	★★★★☆
25—4	電話接通時，先表明身分後再問說：「您現在方便接電話嗎？」	小保打電話給別人，都不會先表明身分，而且也不會先問對方現在方不方便接電話，有時會讓對方感到有些奇怪及不方便。	★★★★☆
25—5	接到的電話若不是找自己，而對方要找的對象如果在的話，需跟對方說：「請稍等一下」；若對方要找的對象不在的話，則跟對方說：「不好意思，他現在不在，要幫您留言或請您稍後再打來嗎？」	小清接到要找家人的電話時，若被找的家人不在，她都會很貼心地請對方稍後再撥或是請對方留下訊息，這樣的行為讓小清的家人覺得她很體貼。	★★★★☆

25—6	若要使用擴音或多方通話的功能時，需要通話的每個人都同意才能使用。	亮亮與男朋友講電話時，都未經過他的同意就使用擴音，讓其他人都可以聽到他們談話的內容，小清覺得亮亮這樣的行為似乎有些不尊重她的男朋友，而且小清也會感到尷尬。	★★★★☆
25—7	對方以手機打電話來，若談話的主題可能會討論較久時，可以先禮貌地詢問對方是否有市內電話，若雙方都有市內電話則以市內電話互撥，來節省電話費。	若有人使用手機打電話給大胖，大胖都會貼心地詢問對方是否有市內電話，因為使用市內電話撥打市內電話費用較便宜，對方會覺得這樣的行為很貼心，也會認為大胖是一個細心的人。	★★★☆☆
25—8	公用的電話儘量不要占用太久。	公用電話是大家都有權利使用的工具，亮亮很喜歡使用公用電話與小清聊天，但沒想到可能還有人正等著要使用，這樣的行為會造成別人的不方便。	★★★☆☆

26.電腦/網路

項目	內容	別人的心聲	重要指數
26—1	使用別人的電腦時，不要任意地點閱別人的資料或檔案。	亮亮借用小清的電腦來上網，但卻打開小清的資料來看，讓小清心裡不太舒服，認為亮亮已經侵犯到她的隱私，若未來亮亮想要再向小清借電腦，小清會不太願意。	★★★★★
26—2	不要未經同意而使用他人的電腦。	阿德不喜歡有人趁他不在時，未經他的同意而使用他的電腦，因為他覺得這樣的行為很不尊重他，而且也侵犯到他的隱私，心裡感到很不舒服。	★★★★★

27.電梯／手扶梯

項目	內容	別人的心聲	重要指數
27—1	搭乘電梯或是手扶梯時，不要亂按緊急呼叫器。	緊急呼叫器是搭乘電梯或手扶梯遇到故障或意外時的救命工具，若是故意亂按緊急呼叫器，除了會浪費救援的人力資源，也會讓一同搭乘的人感到不必要的恐慌。	★★★★★
27—2	搭乘電梯或手扶梯時，不要一直盯著別人看或評論別人，包括電梯小姐。	阿德覺得直接批評別人是件失禮的事情，這樣的行為會讓別人心裡覺得不太舒服；一直盯著別人看也會讓對方心裡感覺有些奇怪。	★★★★★
27—3	搭乘電梯時，不要在電梯裡跳上跳下。	小清不喜歡搭乘電梯時，有小朋友故意在電梯裡跳上跳下地，這樣會讓電梯左右搖晃，讓人感覺電梯不太安全，產生害怕的感覺。	★★★★☆
27—4	不要逆向使用手扶梯。	阿德不喜歡有些人因為貪圖方便或是故意搞蛋而逆向使用手扶梯，這樣實在是非常危險，而且也會影響到其他使用手扶梯的人。	★★★★★
27—5	搭乘手扶梯時需注意自己的鞋帶或長裙裙襬。	阿德搭乘手扶梯時都會注意自己的鞋帶是否有綁好，因為他知道鞋帶沒綁好可能會捲入機器中，造成自己的危險，而且也可能使機器故障。	★★★★☆

27—6	進入電梯後，儘量避免與人面對面相視。	小清進入電梯時會找到沒有人站的空位站好，並且面向電梯門，因為她知道搭乘電梯與人面對面相視會讓對方感覺尷尬不舒服，對方也會覺得奇怪。	★★★★☆
27—7	若電梯裡有人要出去時，先讓別人離開後再進入。	阿德搭乘電梯時都會禮讓他人先出電梯，自己再進去，因為他知道這樣是體貼別人的行為，如果自己先進去了，電梯裡要出來的動線就會被擋住了。	★★★★☆
27—8	若電梯門已經關不起來或發出超載的警示音，而自己又是最後一個進電梯的人，應主動離開。	亮亮搭乘電梯時，若是遇到電梯發出警示音，而她又是最後一個進電梯的人時，她都不會主動離開電梯，這樣的行為會讓電梯裡其他人感到介意，因為她若不出電梯，電梯就會因為這樣而靜止不動，耽誤大家的時間。	★★★☆☆
27—9	搭乘手扶梯時，不要推擠前面或後面的人，若有急事需快速通過時可以說：「對不起，借過一下。」	大胖不喜歡搭乘手扶梯時後面有人一直推擠，這樣的行為非常危險，會讓被推擠的人向前撲倒，也有可能因此而受傷。	★★★☆☆

27—10	在電梯裡面不要大聲交談。	電梯是密閉的空間，亮亮喜歡在電梯裡大聲地與朋友聊天，讓一起搭乘電梯的其他人感覺很吵鬧。	★★★☆☆
27—11	當自己靠近電梯的樓層控制按鍵時，可以主動詢問其他人要到哪一層樓；當有人要進出時，可以幫忙協助控制電梯的開關。	小清搭乘電梯時，若她剛好靠近電梯的樓層控制按鍵時，會主動詢問其他人要到哪一層樓；當有人要進出時，也幫忙協助控制電梯的開關，因為她知道這次她替別人服務，下次別人也會替她服務。	★★★☆☆
27—12	搭乘手扶梯儘量靠右邊站。	搭乘手扶梯儘量靠階梯的右邊站，空出左邊的走道讓有需要快速通過的人使用，這樣是體貼他人的行為，自己在使用上方便，也讓別人方便。 	★★★☆☆
27—13	只要按自己要去的那一層樓。	小保搭乘電梯時，除了按自己要去的那一層樓之外，還會搗蛋地亂按其他的樓層，讓其他搭乘電梯的人心裡感覺不舒服，也浪費他們的時間，其他等待搭乘電梯的人也會感覺不方便，因等待的時間變長。	★★☆☆☆

28.有鼻屎時

項目	內容	別人的心聲	重要指數
28—1	不要在別人面前挖鼻孔，可以到沒有人的地方清理，而挖出來的鼻屎要用衛生紙包好並丟掉。	小保每次都在大庭廣眾下直接地挖鼻屎，而且還會到處亂彈鼻屎，讓看到的人都覺得小保很不衛生。 	★★★★★

| 28—2 | 若你看到別人臉上有鼻屎或髒污時，可以小聲地告訴對方：「你臉上有東西。」 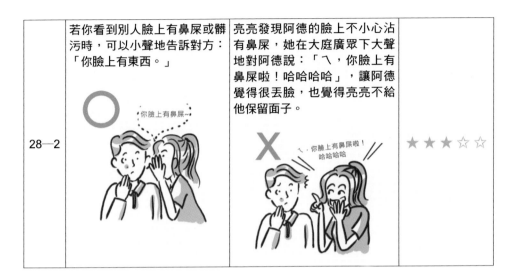 ○ 你臉上有鼻屎~ | 亮亮發現阿德的臉上不小心沾有鼻屎，她在大庭廣眾下大聲地對阿德說：「ㄟ，你臉上有鼻屎啦！哈哈哈哈」，讓阿德覺得很丟臉，也覺得亮亮不給他保留面子。

X ㄟ，你臉上有鼻屎啦！哈哈哈哈 | ★★★☆☆ |

29.有想放屁的感覺

項目	內容	別人的心聲	重要指數
29—1	若有想放屁的感覺時，可以到沒有人的地方放屁。如果不小心或忍不住放了屁，要跟大家說不好意思。	小保與小清一起去看電影，電影正演到精彩時，突然聽到「噗」的巨大聲響，而且還有臭味飄出來，原來是小保放屁，讓小清覺得非常尷尬，因為大家都奇怪地看著他們，其他的人心裡都覺得很不舒服。 噗噗	★★★★★

30.當想打嗝的時候

項目	內容	別人的心聲	重要指數
30—1	當想打嗝的時候，要用手摀住嘴巴，不要直接對著別人的臉打嗝。 	小保打嗝時，嘴巴都會直接朝著別人的臉，這樣的行為很有可能會讓對方聞到小保嘴巴裡的味道，讓對方感到不太舒服。 	★ ★ ★ ★ ★

心 得 欄

它抓得住我!!

☆ **Picture** Ⅰ

亮亮向小清借手機想要打電話給小保,請他幫忙買東西,結果……

亮亮向小清借手機想要打給小保,小清答應她了。	亮亮:「小保!請你幫我買一下紅色壁報紙!」 小保:「好啊!好啊!沒問題!」	五分鐘後…… 亮亮:「海角七號真的很好看耶!」 亮亮:「對啊!對啊!還有啊……」

參考25-1

★ 看完了這個片段,請回答下面的問題:

〔　　〕1.「借過」的「借」是不用還的,請問「借手機」的「借」是要還的嗎?

　　①要　　　　　　②不要　　　　　　③要或不要都沒差

〔　　〕2.框三,亮亮使用小清的電話與小保聊天,小清的感覺是?

① 傷心　② 開心　③ 生氣

〔　　〕3.框三,小清的心裡想說……

　　①既然借亮亮用了,就讓她盡情地講吧!

　　②亮亮似乎沒有同理到小清的感受,手機費很貴耶!也講太久了吧!

　　③亮亮是自己的朋友嘛!沒差啦!

4. 亮亮要怎麼改進會比較好呢?

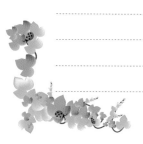

_____

_____

_____

_____

☆ **Picture Ⅱ**

小保參加一個會議，會議正在進行時……

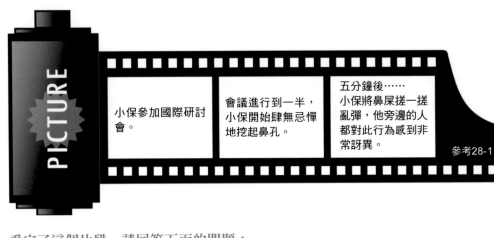

參考28-1

看完了這個片段，請回答下面的問題：

〔　　〕1. 框二，旁邊的人看到小保肆無忌憚地挖起鼻孔，他們的感覺是？

　　　① 傷心　　② 討厭　　③ 開心

〔　　〕2. 框二，旁邊的人心裡的想法是？

　　　①怎麼在這種場合中當眾挖鼻孔，有些失禮了。

　　　②哇！太帥氣了吧！真豪邁！

　　　③我真欣賞他，真是敢做敢當的人！

〔　　〕3. 框三，小保應該要怎麼改進？

　　　①亂彈就好了啊！回歸自然嘛！

　　　②用衛生紙包起來，丟進垃圾桶裡。

　　　③黏在前面的椅背上就可以了。

4. 小保應該如何改進？改進後別人的感覺是什麼？

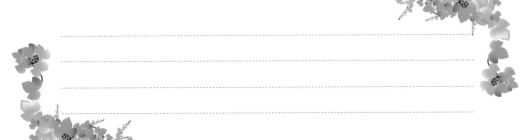

☆ **Picture III**

這一天，亮亮與阿德一起去吃午餐，結果……

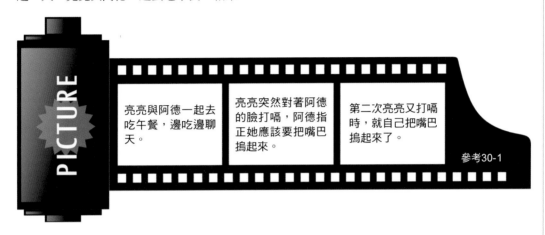

看完了這個片段，請回答下面的問題：

〔　　〕1. 框二，亮亮對著阿德的臉打嗝，阿德的感覺是？

　　① 傷心　　② 討厭　　③ 開心

〔　　〕2. 框三，亮亮打嗝時把嘴巴摀起來，阿德的感覺是？

　　① 討厭　　② 尷尬　　③ 開心

〔　　〕3. 框三，亮亮改進後，阿德心裡的想法是？

　　①這樣的行為還是很令人不舒服。

　　②真是聰明的人，一講就通！改進後真是個淑女！

　　③真是做作，豪邁地打嗝不就好了！

4. 打嗝時除了將嘴巴摀起來，還有沒有其他的辦法呢？

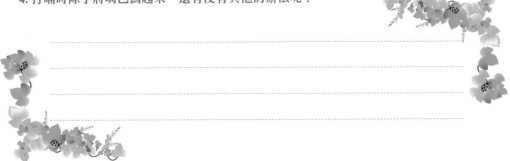

☆ Picture Ⅳ

亮亮、小保及大胖一起去逛百貨公司，當他們正要從一樓搭電梯到六樓時，……

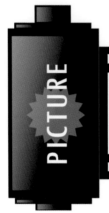

電梯打開，裡面很多人，亮亮及大胖先走入，小保走在最後。

小保是最後一個進入電梯的人，但電梯門關不起來，並且嗶嗶地一直響。

此時，小保突然大聲地說「大胖，你太胖了，快點出去」。

參考27—8

看完了這個片段，請回答下面的問題：

〔　　〕1.框二，後面的人遇到這樣的事情，他們的感覺是？

① 尷尬　　② 開心　　③ 討厭

〔　　〕2.框二，電梯裡的人心裡的想法是？

①天啊！電梯太爛了吧！這樣也超重。　②小保是最後進來的人，他為什麼不出去。

③雖然小保最後進來，但是大胖最胖，他應該要出去。

〔　　〕3.框三，小保這樣做，大胖會有什麼感覺？

① 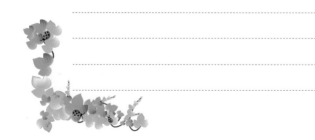 大胖覺得真的是他的錯，應該要開心地接受。

② 大胖覺得很生氣，小保是最後進來的，他應該要出去。

③ 大胖覺得很尷尬，真的是因為他太胖了，所以電梯才會嗶嗶地響。

4. 小保要如何改進比較好呢？

☆ **Picture** Ⅴ

亮亮與小清搭電梯，想去10樓的餐廳吃飯，結果⋯⋯

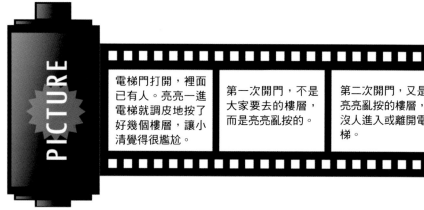

電梯門打開，裡面已有人。亮亮一進電梯就調皮地按了好幾個樓層，讓小清覺得很尷尬。

第一次開門，不是大家要去的樓層，而是亮亮亂按的。

第二次開門，又是亮亮亂按的樓層，沒人進入或離開電梯。

參考27—13

看完了這個片段，請回答下面的問題：

〔　　〕1. 框二，第一次開門，後面人的感覺是？

① 討厭　　② 開心　　③ 尷尬

〔　　〕2. 框三，第二次開門，後面人的感覺是？

① 尷尬　　② 傷心　　③ 生氣

〔　　〕3. 亮亮的行為，小清有什麼感覺？

①亮亮這樣的行為真是找人麻煩，已經影響到其他的乘客了。

②亮亮真是淘氣，真可愛！

③亮亮的行為是大家都可以接受的，沒什麼嘛！

4. 亮亮要如何改進比較好呢？

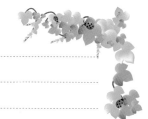

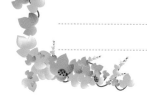

社交向日葵!!

下面有四叢美麗的向日葵，裡面有四個小保遇到的社交問題，請大家仔細看每一朵紅色花裡的漫畫後，再回答下面兩朵向日葵的問題。加油喔！

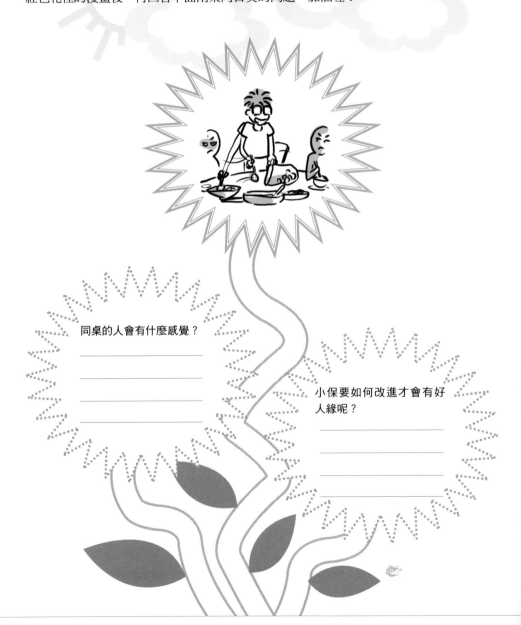

同桌的人會有什麼感覺？

_____

_____

_____

小保要如何改進才會有好人緣呢？

_____

_____

_____

_____

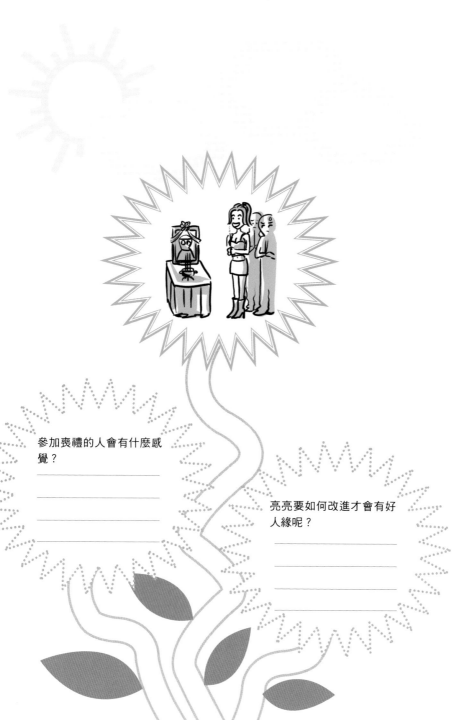

參加喪禮的人會有什麼感覺？

_____

_____

_____

亮亮要如何改進才會有好人緣呢？

_____

_____

_____

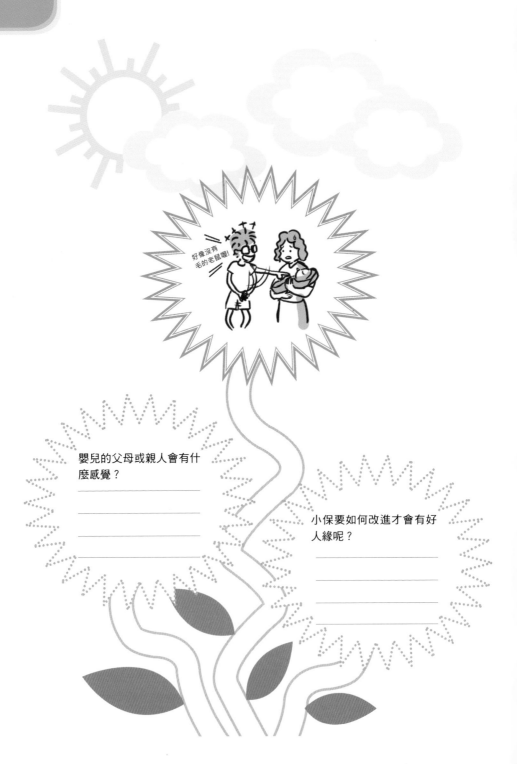

嬰兒的父母或親人會有什
麼感覺？

_____

_____

_____

小保要如何改進才會有好
人緣呢？

_____

_____

_____

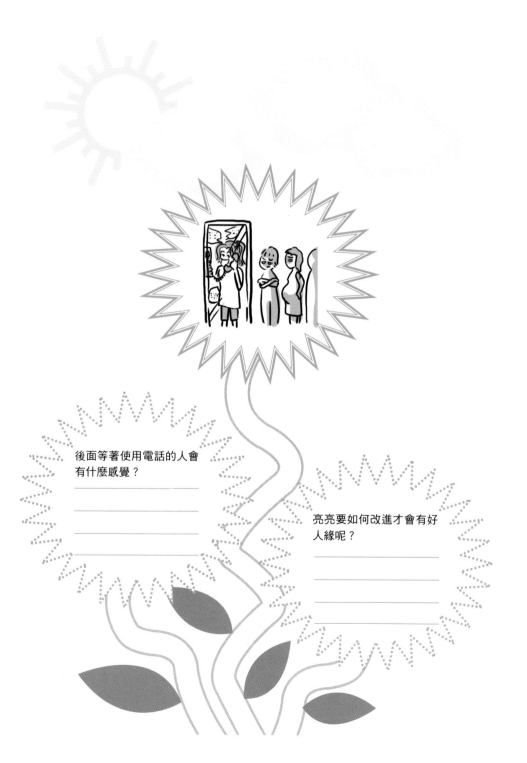

後面等著使用電話的人會
有什麼感覺？

_____

_____

_____

亮亮要如何改進才會有好
人緣呢？

_____

_____

_____

八、跨出交友的第一步

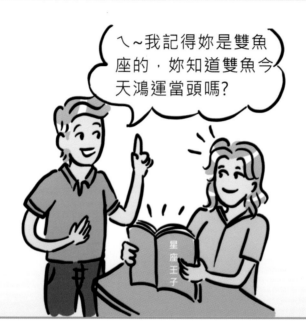

ㄟ~我記得妳是雙魚座的，妳知道雙魚今天鴻運當頭嗎？

星座王子

　　現在的你是否有自己很要好的朋友呢？朋友可以和我們一起玩、分享彼此的心事，陪我們一起哭、一起笑，也可以在生活中遇到困難時，給我們一些重要的建議，好的朋友是值得一輩子信賴的夥伴。但是你知道人和人能夠成為朋友，除了要有緣份，還需要一些小技巧喔！有一些好方法除了可以幫助你成功地交到朋友，還能幫助你維持與朋友的關係，一般來說，你如果可以正確地知道對方可能在想些什麼？對方的感覺如何？要交朋友就不難了！想試試看嗎！跟蝦伯來~

圖中的小保和大胖一起坐計程車去看棒球時發生了什麼狀況呢？

你準備好了嗎？讓我們一起看下面故事的主角們發生了什麼事？

Action！

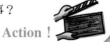

Baseball Day

這一天，小保與大胖約好要一同搭計程車去棒球場看棒球，小保一跳上車，環顧車內四周……

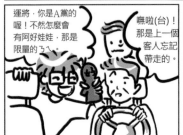

運將，你是A黨的喔！不然怎麼會有阿好娃娃，那是限量的ㄋㄟ！

嘸啦(台)！那是上一個客人忘記帶走的。

A黨就A黨啦！B黨做得這麼爛，當然要支持A黨啊！

噓！小保不要聊政治啦！

蝦會?!

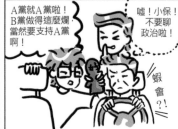

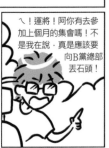

ㄟ！運將！阿你有去參加上個月的集會嗎！不是我在說，真是應該要向B黨總部丟石頭！

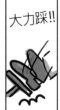

大力踩!!

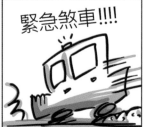

緊急煞車!!!!

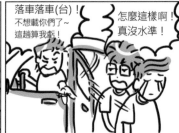

落車落車(台)！不想載你們了~這趟算我虧！

怎麼這樣啊！真沒水準！

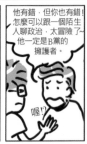

他有錯，但你也有錯！怎麼可以跟一個陌生人聊政治，太冒險了~他一定是B黨的擁護者。

喔?!

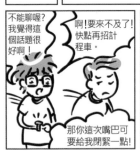

不能聊喔？我覺得這個話題很好啊！

啊！要來不及了！快點再招計程車。

那你這次嘴巴可要給我閉緊一點！

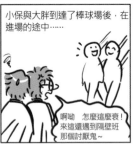

小保與大胖到達了棒球場後，在進場的途中……

咿呦　怎麼這麼衰！來這邊還遇到隔壁班那個討厭鬼！

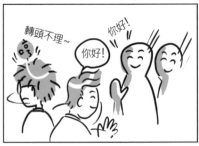

轉頭不理~

你好！

你好！

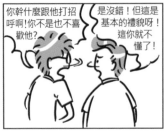

你幹什麼跟他打招呼啊！你不是也不喜歡他？

是沒錯！但這是基本的禮貌呀！這你就不懂了！

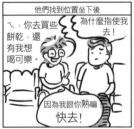

他們找到位置坐下後

ㄟ，你去買些餅乾，還有我想喝可樂。

為什麼指使我去！

因為我跟你熟嘛快去！

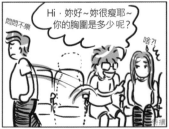

悶悶不樂

Hi，妳好~妳很瘦耶~你的胸圍是多少呢？

啥?!

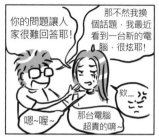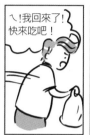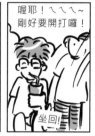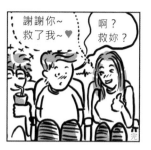

大家看完這個故事，想必心中一定又有很多的想法，在這場故事中小保又發生了一些讓人覺得難為情的事情，到底是哪些事情呢？

事件一 小保與不認識的計程車司機聊政治，讓司機很不開心。

☺你覺得，大胖及計程車司機遇到這樣的事情，他們心裡會有什麼感覺？**把你認為的答案勾起來☑。**

☐ 計程車司機覺得心裡不舒服，因為這樣的話題有點敏感。

☐ 大胖覺得很尷尬，不知道如何處理這樣的情況。

☐ 計程車司機覺得小保挑選的話題很合他的胃口，很適合做為初次見面的話題。

✍ 解析

　　小保對初次見面的計程車司機開啟關於政治的話題，他不知道這樣已經讓計程車司機心裡覺得不舒服，最後讓司機難以忍受而請他們下車。

✌ 建議

　　對於初次見面的人較不適合談論有關個人信念的問題，例如：政治或宗教信仰，因為有可能別人所抱持的政治或宗教信仰信念可能與自己不相同，若談論這類的話題，很有可能會引起對方心裡不舒服，為避免這類的事情發生，盡可能避免談論這類敏感的話題。

事件二 小保在路上遇到認識但不喜歡的朋友，會故意假裝沒
看到他，相反地，大胖有禮貌地跟對方打招呼。

☺你覺得，大胖和在路上遇到的朋友遭遇
這樣的事情，他們心裡會有什麼感覺？把
你認為的答案勾起來☑。

□ 大胖覺得小保這樣做很好，就是要讓對
方知道小保不喜歡他。

□ 大胖覺得小保不應該這樣，即使不喜歡
對方，也應該要表現出基本的禮貌。

□ 那位朋友覺得小保似乎有點小心眼，連
基本的招呼都不打，這樣不太有禮貌。

☝ 解析

　　小保在路上遇到認識但
不喜歡的朋友，小保沒有適
時地跟對方打招呼，還假裝
沒看到掉頭就走，但大胖禮
貌地與對方打招呼。

✌ 建議

　　在路上遇到認識的人，即使你不喜歡他，還是要適時地以點頭或微笑來表
示問候。

事件三 小保認為大胖是他的好朋友，所以指使大胖去買食物。

☺你覺得，大胖遇到這樣的事情，他心
裡會有什麼感覺？把你認為的答案勾
起來☑。

□ 大胖覺得介意，因為小保不尊重他。

□ 大胖覺得好朋友間本來就可以互相指
使，都這麼熟了嘛！

☝ 解析

　　小保因為與大胖很熟，就指
使大胖去幫他買東西，讓大胖心
裡不舒服。

✌ 建議

　　與人交友，不可以因為與對方很熟了，就對對方頤指氣使，不管多熟識，
彼此的相處還是應當要表現出適當地尊重。

事件四 小保跟不認識的女生搭訕，還問對方的胸圍尺寸。

☺你覺得，小保搭訕的正妹遇到這樣的事情，她心裡會有什麼感覺？**把你認為的答案勾起來☑。**

☐ 正妹覺得小保挑選的話題很好，很容易發揮。

☐ 正妹覺得小保問的事情太私密了，心裡覺得有點不舒服。

☐ 正妹覺得小保應該挑選安全一點的話題，彼此之間才有進一步認識的可能。

解析

小保想與身邊的女生搭訕，但卻問她胸圍尺寸，讓那位女生心裡覺得很奇怪。

建議

對於初次見面的人，不適合問別人較隱私的問題，例如：薪水、年齡（特別是對女生）、三圍尺寸、身高或體重。這樣的問題會讓對方感覺不被尊重。

事件五 小保挑選自己喜歡的電腦類的話題與正妹聊天，但正妹對此話題沒有興趣。

☺你覺得，小保搭訕的正妹遇到這樣的事情，她心裡會有什麼感覺？**把你認為的答案勾起來☑。**

☐ 正妹覺得小保很無趣，一直談論自己有興趣的話題。

☐ 正妹覺得小保應該要細心一點，才能發現正妹對他的話題不感興趣。

☐ 正妹覺得小保似乎有些自私，都不在乎別人的感受。

解析

正妹對小保的話題表現出不感興趣，但小保卻沒有注意到正妹的反應。

建議

不要持續談論自己有興趣的話題，也要聽聽對方說話的內容，並且停頓等待，當發現對方沒有回應時，你可能就要換個話題了。

按圖索驥

31.通則

項目	內容	重要指數
31—1	人與人之間互動時應保持的身體距離，是以自己與對方的關係而定的。想與別人建立較親近的關係，可以用循序漸進的方式來拉近彼此的距離。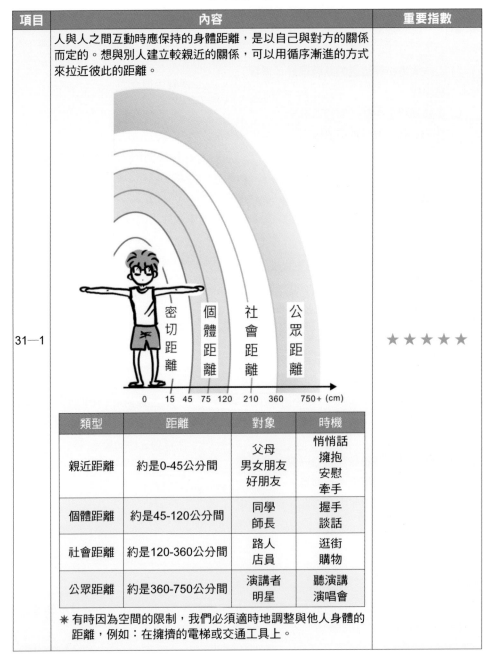	★ ★ ★ ★ ★

類型	距離	對象	時機
親近距離	約是0-45公分間	父母 男女朋友 好朋友	悄悄話 擁抱 安慰 牽手
個體距離	約是45-120公分間	同學 師長	握手 談話
社會距離	約是120-360公分間	路人 店員	逛街 購物
公眾距離	約是360-750公分間	演講者 明星	聽演講 演唱會

＊ 有時因為空間的限制，我們必須適時地調整與他人身體的距離，例如：在擁擠的電梯或交通工具上。

眼睛可以表達一個人內心的想法，所以視線接觸在與人互動的過程中扮演很重要的角色。下圖中散布灰色的點代表視線的落點。

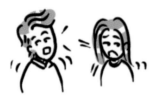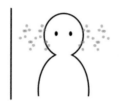

✳ 與他人眼神接觸次數少，視線範圍多集中在臉的外側，這會讓人覺得對方不專心，似乎希望早點結束話題。

31—2

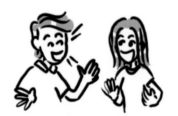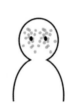

★ ★ ★ ★ ★

✳ 與他人眼神接觸次數多，視線範圍多集中在眼睛周圍，這會讓人有好感，想要進一步多了解的感覺。

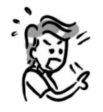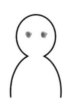

✳ 緊盯對方，視線範圍持續地集中在眼睛上，這會讓人感到有壓力，覺得有點不自在。

項目	內容	別人的心聲	重要指數
31—3	不要一直談論自己感興趣的話題，也要聽聽對方說話的內容，並且停頓等待，當發現對方沒有回應時，可能就要換話題了。	小保與別人聊天時，常常不知道對方已經對他的話題感到無聊了，讓對方下次想再與小保聊天的慾望降低，當然兩人能成為好朋友的可能性就會降低了。	★★★★☆
31—4	當對方的意見與自己不同時，不用急著據理力爭，有時以點頭或是「嗯嗯」帶過就好。	小清知道，若遇到與自己意見不同的人，不需要與他爭得臉紅脖子粗，只要「嗯嗯」帶過就好，這樣除了可以不讓自己心情受到影響之外，也可以避免彼此的關係惡化。	★★★★☆
31—5	與人交往的過程中，要多設身處地為別人著想，才能夠了解對方。這種真誠的態度可以讓彼此的關係更好。	大胖是一個善解人意且對別人有同理心的人，與別人相處若有不愉快時，他一定會站在別人的角度來思考，並且表現出同理別人的感覺，這樣對方也會感覺到大胖的誠心，會想要繼續做大胖的朋友。	★★★★☆
31—6	當別人需要你幫助時，若能力所及，可以盡可能地協助他人，當下次自己需要幫助時，對方也可能會伸出援手。	阿德在大家的眼中是一個熱心助人的人，因為他秉持著能夠幫忙就儘量幫忙，而下次阿德需要別人幫忙時，別人回饋報答他的機率相對地就比較高，大家互相協助，創造雙贏。	★★★☆☆

31—7	當幫助別人時，不要期待對方的回報，因為這樣會顯得很小心眼、不大方。	小保很愛計較他幫助過別人的次數，若別人因事拒絕幫助小保，小保就會拿自己曾幫助過他來「提醒」別人，所以彼此間的關係會越來越不好，別人也會覺得小保很愛計較，有點小心眼。 	★★★☆☆
31—8	別人與朋友相處的模式不見得適用在自己身上，有可能會得到反效果。	熟識的朋友間會有一套相處的模式，亮亮以為只要套用這些人的行為模式，就可以與別人成為很好的朋友。亮亮不知道，要與別人成為好朋友，在挑選行為模式上必須考慮彼此間的熟識度及個性，不然可能會弄巧成拙。例如：熟識的朋友間可以互取綽號，但因自己與對方的交情不夠，可能就不適合叫對方的綽號。 	★★★☆☆

項目	內容	別人的心聲	重要指數
31—9	在路上遇到認識的人，即使你不喜歡他，還是要適時地以點頭或微笑來表示問候。	大胖在路上遇到認識的人，即使不喜歡對方，大胖仍然會跟他打招呼，因為大胖知道這是基本的禮貌，而且沒有必要因為不喜歡對方而不理他。	★★★☆☆
31—10	與人交往，不妨列出自己討厭的類型，也可以做為自我反省的材料。	每一個人心中一定會有不喜歡的人，但與其一直討厭對方，不如將自己不喜歡的特徵詳列出來，做為自己反省的內容，期許自己不要有相同的缺點。	★★★☆☆
31—11	適當地發揮幽默感（例如：講笑話或調侃自己）可以增進人際關係，但要注意場合與氣氛是否恰當，否則會造成反效果。	適當地發揮幽默感，可以潤滑彼此間的情誼，發揮得當的話，別人會覺得你是一個有趣、好相處的人。	★★★☆☆
31—12	如果不知道要說什麼好時，可以努力地做個好聽眾。	阿德在與人聊天的過程中，若遇到不知道要講什麼的情況時，阿德就會當一個傾聽者，適時地給對方一些回饋，對方會覺得阿德是一個善解人意的人。	★★★☆☆

32.初次見面

項目	內容	別人的心聲	重要指數
32—1	對於初次見面的人，不適合問別人較隱私的問題，例如：薪水、年齡、三圍尺寸、身高或體重。	小清對於初次見面的朋友，在挑選話題上都會格外地小心，必須避開一些較私人的話題，避免侵犯別人的隱私，所以她都會挑選一些較大眾的話題，例如：關於電視節目、電影、新聞或天氣等。	★★★★★

32—2	對於初次見面的人較不適合談論有關個人信念的問題，例如：政治或宗教信仰。	小保坐計程車時，很喜歡與司機聊關於政治的話題，對於初次見面的司機先生，因小保不知道司機先生的政治理念與傾向是與小保相反的，故常常會不自覺地惹惱司機先生。	★★★★★
32—3	對於初次見面的人，不宜對對方的外表或穿著做出評論、指指點點或表現出奇怪的表情。	阿德常參與不同的會議，且面對不同的與會者，即使看到自己覺得奇怪的人，心中產生想要評論的衝動，阿德都會告訴自己這樣是不禮貌的行為，若要與他人分享，也應該等會議結束後，再私下與朋友討論，這樣才是尊重對方的行為。	★★★★★
32—4	如果有一個人想跟你做朋友，一直跟你講話，但你不是很喜歡他，不想跟他交朋友，你可以用：「嗯」、「喔」、「是喔」、「我不知道」、「我不清楚」、「這樣喔」來回話，並且避免眼神接觸，使對方知道你對此話題不感興趣而結束話題。相反地，若你受到相同的對待，對方可能不太想與你繼續聊下去，你可以選擇結束話題。	大胖參加夏令營，營隊中有一位叫阿惠的女生一直想跟大胖說話，但大胖不想與她交朋友，於是大胖就在與阿惠聊天的過程中使用「我不清楚」、「這樣喔」的回話方式帶過，而且避免與阿惠眼神接觸，讓阿惠感覺到大胖不想跟他聊天（正確做法）。 阿惠跟小保講話，小保不喜歡她，於是直接地告訴阿惠「我不想跟妳做朋友」，讓阿惠很受傷（不適當的做法）。	★★★★☆

		我不想跟妳做朋友!!	
32—5	如果你想要跟某人交朋友,可以試著問對方的興趣或彼此共同的話題,或者你可以問對方:「我可以跟你做朋友嗎?」	阿德想要跟隔壁班的阿花做朋友,他發現阿花正在閱讀有關星座的雜誌,他便以星座為話題與阿花聊天,以對方有興趣的話題作為與阿花開啟交友的第一步。 ㄟ~我記得妳是雙魚座的,妳知道雙魚今天鴻運當頭嗎?	★★★★☆
32—6	剛開始與別人做朋友時,不要期待可以馬上跟某人成為好朋友,必須花點時間來了解對方,一味地講求速度可能導致反效果。	小清在交新朋友時,都會慢慢來,因為她知道交朋友不可能一下子就能讓彼此變得很熟識,必須要花點時間了解彼此,這樣對方也不會感到有壓力。	★★★☆☆
32—7	剛開始與別人做朋友時,不要一開始就一直強調自己很好的地方,這樣別人會覺得你很不謙虛。	小保對他剛認識的朋友阿敏炫耀他曾得過最佳榮譽獎,而且棒球遊戲也都破關,但是阿敏因為小保跟他沒有很熟,而且對於這樣的話題不感興趣,心中不免覺得小保有些自大。 你知道嗎?我得過最佳榮譽獎,棒球遊戲也都過關喔!	★★★☆☆

33.朋友

項目	內容	別人的心聲	重要指數
33—1	即使你與對方相當地熟識，但仍不可以隨意地碰觸對方的身體。	阿德認為即使是熟識的朋友也不可以輕易地亂碰觸他的身體，這是相互的尊重。	★★★★★
33—2	不可以因為你與對方很熟識，就對對方頤指氣使。	大胖在小保家一起看棒球，小保都會命令大胖去買炸雞跟可樂，吃完後還要他收拾垃圾，大胖覺得小保也要一起幫忙才對。	★★★★☆
33—3	不可以因為與對方熟識，就可以跟對方借東西不還。	亮亮向小清借了一台收音機，小清多次向她要回來使用，亮亮都藉故說還需要使用，不需要了會再還她，這使小清不舒服。	★★★★☆
33—4	不可以因為與對方熟識，講話的內容就隨意輕佻或直接批評對方。	小保講話很直接，若大胖做錯事時，他都直接地罵大胖很笨，還會說他怎麼這一點事情都做不好，讓大胖心裡很受傷。	★★★★☆

我想和你做朋友

交友秘笈

與初次見面的朋友聊天，需要注意一些小細節，下面幫大家列出了詳細的小步驟，每一個步驟裡都舉出了正面的例子與反面的例子，提供大家參考喔！

1. 判斷是否有空

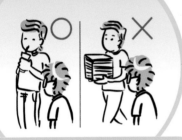

小保第一步要先判斷阿德是否有空，可以跟他聊一聊。

2. 引起對方的注意

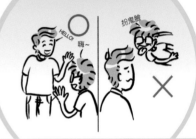

小保用正確的方式引起阿德的注意，接著才開啟話題。

3. 開啟雙方感興趣的話題

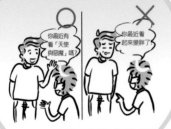

開啟的話題必須是對方感興趣的話題，才能讓阿德想繼續聊下去。

4. 保持談話

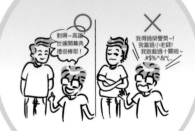

順利開啟話題後，就可以繼續保持話題，但此話題也是要對方感興趣的。

5. 適當地結束話題

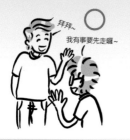

拜拜~

我有事要先走囉~

用適當的方式結束話題,可以為自己留下好印象。

對方留下好印象,未來有機會成為好朋友。

勝

6. 不適當地結束話題

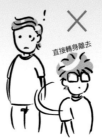

直接轉身離去

突然地結束話題,會讓阿德感到錯愕,並覺得奇怪。

對方留下不好的印象,未來繼續發展的可能性較低。

敗

情緒偵測站

你不可不知道的小線索

 小清正趕著要去補習，在路上遇
到了小保：

小保：「嗨！小清，這麼巧遇到妳。」

小清：「對啊！我正趕著要去補習。」

小保：「我跟妳說，昨天的棒球真的超好
看的。」

小清：「是喔！」

小保：「昨天那支全壘打真是太棒了。
!#@%#$^$%*&......」

小清：「嗯嗯」〔小清邊跺腳邊看手錶，
臉上表情不悅〕

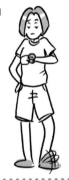

【語調】
小清的語調大部分是下降
的，例如：「是喔」、
「嗯嗯」，通常下降的↘
語氣是表達「不耐煩」、
「沒興趣」的感覺。而上
揚↗多半是讓人感到「興
奮」、「感興趣的」。

【肢體動作】
小清所表現的「跺腳」及
「一直看錶」的動作其實已
經表達出不耐煩的情緒，但
小保卻沒有感覺到。

【眼神／表情】
與小保對話時，小清的表情已經透露出她
的內心情緒：「不耐煩」、「沒興趣」或
「想趕快走」等感覺。所以有時多觀察他
人的表情，可以幫助自己了解別人的情
緒，並用以調整自己的因應方式。

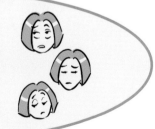

九、男女翹翹板

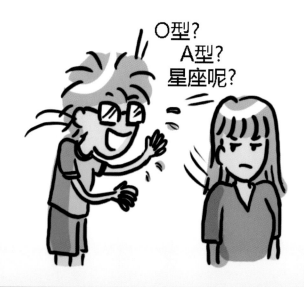

呵呵呵！如果你以為你學會了交朋友就一定很會交男、女朋友，那就大錯特錯囉！蝦伯告訴你～異性的想法有時會跟我們自己的想法差很多哩！

你可能會完全搞不懂對方在想些什麼？為什麼總是讓自己猜不透？而男女朋友的關係又比好朋友來得更加地親密，雙方對彼此的感受、喜好或想法都會更加地了解、在乎，也會很努力地想要維持這段甜蜜的關係，如果你對一位男孩子或女孩子有好感，蝦伯建議你不要急～慢慢來！先讀讀下面的內容，特別注意4到5顆星星的小提醒，記熟後就放鬆地享受這段甜甜的快樂時光吧！

圖中的小保和亮亮跟大家在一起時發生了什麼狀況呢？

你準備好了嗎？讓我們一起看故事的主角們發生了什麼事？

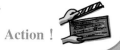

Action！

小保想談戀愛

小保過了十幾年的宅男生活，這一次他終於遇到了他心目中的女神小美，正積極地展開追求……

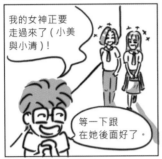

我的女神正要走過來了（小美與小清）！

等一下跟在她後面好了。

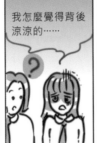

我怎麼覺得背後涼涼的……

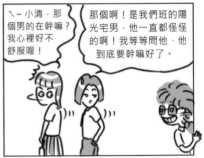

ㄟ～小清，那個男的在幹嘛？我心裡好不舒服喔！

那個啊！是我們班的陽光宅男，他一直都怪怪的啊！我等等問他，他到底要幹嘛好了。

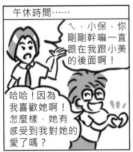

午休時間……

ㄟ，小保，你剛剛幹嘛一直跟在我跟小美的後面啊！

哈哈！因為我喜歡她啊！怎麼樣，她有感受到我對她的愛了嗎？

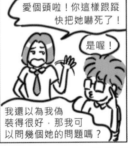

愛個頭啦！你這樣跟蹤快把她嚇死了！

是喔！

我還以為我偽裝得很好，那我可以問幾個她的問題嗎？

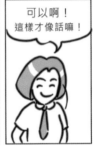

可以啊！這樣才像話嘛！

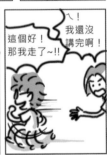

她家住哪裡？她喜歡看什麼電影？她喜歡棒球嗎？她的內衣是幾罩杯啊？她喜歡穿黑色的內褲嗎？……

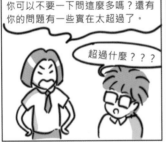

你可以不要一下問這麼多嗎？還有你的問題有一些實在太超過了。

超過什麼？？？

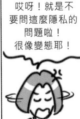

哎呀！就是不要問這麼隱私的問題啦！很像變態耶！

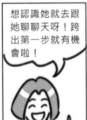

想認識她就去跟她聊聊天呀！跨出第一步就有機會啦！

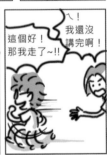

這個好！那我走了～!!

ㄟ！我還沒講完啊！

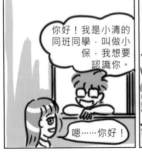

你好！我是小清的同班同學，叫做小保，我想要認識你。

嗯……你好！

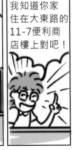

我知道你家住在大東路的11-7便利商店樓上對吧！

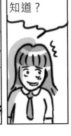

嗯！你怎麼知道？

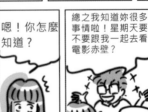

總之我知道妳很多事情啦！星期天要不要跟我一起去看電影赤壁？

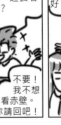

你不看赤壁沒關係，去看哈利波特好了！

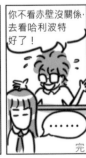

不要！我不想要看赤壁。你請回吧！

……

完

看完了這個漫畫之後，心中一定有很多想法吧！讓我們一起來看看究竟在這漫畫中，小保做了哪些事情呢？讓我們一起看看吧！

事件一 小保躲在小美後面跟蹤她。

☺你覺得，小美及其他的人遇到這樣的事情，他們心裡會有什麼感覺？**把你認為的答案勾起來☑。**
☐ 小美覺得很不自在，心裡覺得不舒服。
☐ 其他的人會認為小保很關心小美，這樣的行為是正常的。
☐ 小美覺得小保很喜歡她，這樣的行為可以被接受。

✑ 解析
　　小保跟蹤小美回家，這樣的行為會讓小美的心裡覺得不舒服，也覺得小保很奇怪。

✌ 建議
　　喜歡對方只要適時地表現就好，不要跟蹤或一直打電話給對方，這樣的行為很奇怪，也會造成對方心裡不舒服。

事件二 小保向小清詢問很多關於小美的私密問題。

☺你覺得，小清及其他的人遇到這樣的事情，他們心裡會有什麼感覺？**把你認為的答案勾起來☑。**
☐ 小清覺得小保很關心小美，把自己知道的都告訴他是在幫忙他，沒有什麼不好。
☐ 小清覺得小保問的問題太私密了，她不方便回答他。
☐ 其他的人覺得小保很喜歡小美，一直問私密的問題是一件好事，是為了更了解小美。

✑ 解析
　　小清和小美是熟識的朋友，所以小清知道小美一些私密的事情，但是小保和小美不熟，但又一直向小清詢問小美私密的事情，小清覺得回答小保並不適當，但小保又一直追問，因此造成了小清心裡不舒服的感覺。

✌ 建議
　　想知道對方較私密的訊息，可以與對方建立關係之後再慢慢了解。若是詢問共同的朋友關於對方較普通的訊息（例如：對方喜歡吃的食物種類）也要適可而止，不要一直不停地追問，因為自己感興趣的話題，別人不一定有興趣。

事件三 小保知道小美很多的事情，一見面就說出他知道小美住在哪裡。

☺你覺得，小美及其他的人遇到這樣的事情，他們心裡會有什麼感覺？**把你認為的答案勾起來☑。**

□ 小美覺得小保很酷，知道她這麼多的事情。

□ 小美覺得不舒服，認為自己的隱私權被侵犯了。

□ 旁邊的人覺得小保很笨，不需一下子就告訴小美他知道很多關於她的事情，這樣反而會造成反效果。

☝解析

小保一見到小美就告訴她，自己知道她家住在哪裡，家裡住址通常是屬於個人隱私，小保這樣的行為，會讓小美覺得不舒服，甚至會感到有些害怕。

✌建議

就算你知道對方很多事情，也不要在見面時就全部說出來，這樣對方會覺得你有些奇怪，也會覺得自己的隱私被侵犯了。

事件四 小保想單獨約她出去看電影。

☺你覺得，小美及其他的人遇到這樣的事情，他們心裡會有什麼感覺？**把你認為的答案勾起來☑。**

□ 小美覺得只有兩個人有點尷尬，不想單獨跟他一起出去。

□ 小美認為若是多一點人一起去會比較好。

☝解析

小保才剛認識小美，就想單獨約小美出去看電影，這樣的行為會嚇到小美，因為認識初期，單獨兩個人出去會比多人一起出去玩的成功率低。

✌建議

在認識的初期想約心儀的人時，若一下子就想兩個人單獨出去，反而會減少女孩子想跟你出去的意願，因為你們還不夠熟，她也不確定你是否值得信任。

| 事件五 | 小美告訴小保她不想看赤壁電影，但是小保認為她想看其他的電影。 |

☺你覺得，小美及其他的人遇到這樣的事情，他們心裡會有什麼感覺？**把你認為的答案勾起來☑**。

☐ 小美認為使用委婉的語氣告訴小保比較不會傷害到他。

☐ 小美認為小保非常搞不清楚狀況，很不喜歡這樣的男生。

☐ 旁邊的人覺得小美已經拒絕他了，他還一直糾纏，很沒有紳士風度。

解析

小保不了解小美話中的意思，小美真正的意思是不想和小保單獨去看電影，但小保又一再追問，這樣的行為讓小美覺得很困擾。

建議

若遇到這樣的情況時，應該要知道這是對方拒絕的意思，而不應該再繼續追問下去，繼續追問會讓雙方都覺得尷尬。

心得欄

戀愛ING

亮亮與她交往2個月的男朋友阿忠一起相約要去跨年，這一天寒風冷冽地吹著他們的臉……

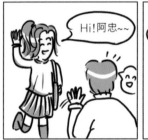

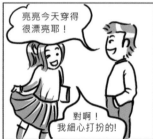

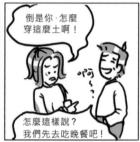

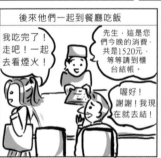

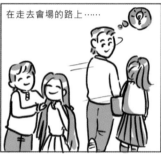

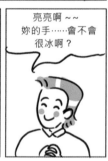

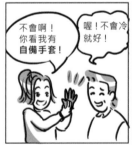

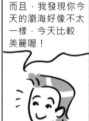

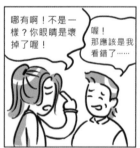

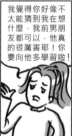

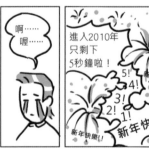

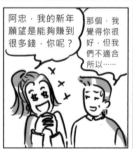

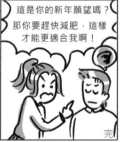

　　看完了這個漫畫之後，心中一定有很多想法吧！讓我們一起來看看究竟在這漫畫中，亮亮做了哪些事情呢？讓我們一起看看吧！

事件一 亮亮不欣賞阿忠的打扮，而且還當眾批評他。

☺你覺得，阿忠及其他的人遇到這樣的事情，他們心裡會有什麼感覺？**把你認為的答案勾起來☑。**

☐ 阿忠覺得心裡很受傷。

☐ 阿忠覺得亮亮說的都對，一點都沒有不愉快的感覺。

☐ 旁邊的人會覺得亮亮很不給阿忠面子。

☐ 旁邊的人認為亮亮似乎不是很貼心，沒顧及阿忠的感受。

👉**解析**

亮亮似乎不在乎阿忠的感受，直接批評阿忠的穿著，讓細心打扮的阿忠感覺很受傷，無形中也傷害了他們之間剛萌芽的愛情。

✌**建議**

即使已經成為情侶，也不可以直接、不留情面地批評對方，這樣的行為會讓對方覺得不被在乎、不被重視。想為對方作出建議時，可以用委婉的語氣，例如：「如果你再繫一條皮帶就會更帥氣喔！」或者有時候當知道對方已經努力地作某事，雖未達標準，但可以適度地以「白色謊言」來鼓勵他。

事件二 吃飯的費用都由阿忠一個人負擔。

☺你覺得，阿忠及其他的人遇到這樣的事情，他們心裡會有什麼感覺？**把你認為的答案勾起來☑。**

☐ 阿忠覺得理所當然，出門在外當然都應該是由男方付錢。

☐ 阿忠覺得心情有點不好受，雙方應該都需負擔一些才對。

👉**解析**

亮亮與阿忠一同前往西餐廳吃飯，飲食費用全部由阿忠一個人負擔，而亮亮也覺得理所當然，讓阿忠覺得有些介意。

✌**建議**

即使是男女朋友，一起出外時，在金錢的花費上儘量要互相分擔，不可以一味地要對方負擔，這樣會造成對方心裡不愉快，雙方感情也有可能會受到影響。

事件三 阿忠問亮亮的手冰不冰是想要牽她的手的意思，但是亮亮不知道阿忠的意思。

😊你覺得，阿忠及其他的人遇到這樣的事情，他們心裡會有什麼感覺？**把你認為的答案勾起來☑。**

☐ 阿忠覺得被拒絕，心裡很受傷。

☐ 阿忠覺得沒什麼，亮亮說得很對。

☐ 旁邊的人覺得亮亮很不解風情，不懂阿忠的心。

☝ **解析**

　　阿忠問亮亮「手會不會冷」，是想要牽亮亮的手，但是亮亮不了解其中的涵義，讓阿忠感到被拒絕。

✌ **建議**

　　像阿忠這樣的問法是屬於間接式的，在理解時腦筋需要轉個彎，看過阿忠的窘境之後，相信你若是遇到這樣的情況時，反應一定不會跟亮亮一樣的！

事件四 阿忠有意想稱讚亮亮很漂亮。

😊你覺得，阿忠及其他的人遇到這樣的事情，他們心裡會有什麼感覺？**把你認為的答案勾起來☑。**

☐ 阿忠覺得很受傷。

☐ 阿忠覺得亮亮很不給他面子。

☐ 旁邊的人覺得亮亮很不解風情，不懂阿忠的心。

☝ **解析**

　　阿忠間接地想要稱讚亮亮漂亮，不管亮亮的瀏海有沒有改變，阿忠都只是藉此稱讚她很漂亮，但是亮亮卻不解風情地直接說破，讓他心裡很受傷。

✌ **建議**

　　阿忠這次的讚美是屬於間接式的，但是亮亮卻不解風情！下次你也可以試試看使用這樣的方式來讚美女生，另外女生遇到這樣的情況時得要知道其中的涵義囉！

事件五 阿忠委婉地拒絕亮亮。

☺你覺得，阿忠及其他的人遇到這樣的事情，他們心裡會有什麼感覺？**把你認為的答案勾起來☑**。

☐ 阿忠覺得很尷尬，想要直接講又怕傷害到亮亮，但不直接講又怕亮亮不懂。

☐ 旁邊的人認為亮亮很難溝通。

✌解析

阿忠使用間接、委婉的方式想跟亮亮提分手，但是亮亮卻不解其意，讓阿忠不知道該如何表達，直接講又怕傷害到亮亮。

✌建議

阿忠以委婉的口氣來拒絕亮亮，若你聽到對方跟你這麼說時，對方可能正委婉地拒絕你。使用委婉的方式拒絕，可以避免傷害對方的感覺。

心得欄

按圖索驥

33.有好感

情境分類	項目	內容	別人的心聲	重要指數
你可以做的	33—1	如果你認識對方，先試著讓對方跟你成為好朋友，試著了解對方的興趣、個性、喜好，或是一些基本資料（例如：生日、星座），試著製造聊天的機會和蒐集可以聊天的話題。	透過聊天的方式來了解對方，這樣的方式既不會造成對方的不舒服，也不會覺得尷尬，慢慢地循序漸進反而更能增加彼此的友誼，聊天時選用的主題也是必須注意的，最好是雙方都感興趣的話題。	★★★★★
	33—2	初認識對方時，若想和對方出去玩，剛開始可以多約幾個共同的朋友一起去，這樣對方會願意一起去玩的意願較高。	想約心儀的人一起去玩時，若一開始就兩個人單獨出去，可能會降低對方想跟你出去的意願，尤其是女孩子會考量到安全和信任的問題。	★★★★★
	33—3	如果你不認識對方，可以跟你們共同的朋友來詢問對方的訊息，若共同的朋友和你心儀的對象正在聊天，你也可以試著加入話題。	透過共同的朋友來了解對方是一個聰明的方法，若自己單獨與對方接近，反而可能造成尷尬的現象，對方也可能懷抱著警戒心。	★★★★★
	33—4	若有機會跟對方聊天時，要小心不要顯露出你知道很多關於對方的事情，因為這樣會讓對方覺得自己的隱私受到侵犯。例如：不要說：「我知道你很多事情」、「我知道你是摩羯座的」、「我知道你的生日」、「我知道你家住哪裡」……	即使你知道對方很多事情，也不要在見面時全部都說出來，這樣會讓對方感覺很奇怪，也會覺得自己的隱私被侵犯了。	★★★★★

項目		內容	別人的心聲	重要指數
你不可以做的	33—5	不可以持續地盯著心儀的人看，這樣會造成別人心裡不舒服，也會覺得你很奇怪。	不可以一直持續地盯著喜歡的人看，這樣對方會覺得很奇怪，心裡也會覺得很不舒服，喜歡只需適時地表現出來就可以了。	★★★★★
	33—6	若想要知道有關對方的訊息，可以適度地跟別人打聽，但避免一直追問，可能會讓人不耐煩。	想知道對方的訊息，可以透過共同的朋友來了解，但是詢問要適可而止，避免一直追問，會讓人覺得厭煩。	★★★★★

34. 追求

項目	內容	別人的心聲	重要指數
34—1	若正追求心儀的人時，不要跟蹤或一直打電話給對方，這樣會造成對方的困擾，反而讓對方產生反感。	喜歡對方只要適時地表現就好，不要跟蹤或一直打電話，對方心裡會覺得很不舒服，覺得你很奇怪。	★★★★★
34—2	若想約心儀的人出去時，要考慮對方的時間與意願，若對方無法與你出去，則不要勉強對方。	感情的培養需要時間，是無法強迫的，若對方感覺到壓迫，反而會造成反效果，對方會覺得你很奇怪。	★★★★★

35.戀愛中

項目	內容	對方的心聲	重要指數
35—1	就算你們已經在一起交往很久了，也不能一直批評對方的缺點，或是一直拿別人（例如前任男／女朋友）來和自己的男／女朋友做比較，這樣會讓你的男／女朋友心裡很不好受。	情侶間最忌諱的就是將自己目前的與過去的男／女朋友做比較，這樣的行為會讓對方覺得不被在乎、不被重視。	★ ★ ★ ★ ★
35—2	即使你們已經交往很久了，但還是要注意未經同意就觸碰對方的私密處，這樣會讓對方覺得你很輕浮、隨便、好色等。	身體的某些部位不能因為雙方已是男女朋友的關係而擅自觸碰，特別是在公眾的場合。有些情人會特別在乎這點，沒有事先溝通可能造成彼此間不必要的摩擦。	★ ★ ★ ★ ★
35—3	若要單獨和其他的異性朋友出去，建議先告知男／女朋友，表示在乎對方心裡的感受，並且減少不必要的誤會。	交往期間，若是要與其他異性單獨外出時，應該要先跟自己的男／女朋友報備，這樣是表示在乎對方的感覺。	★ ★ ★ ★ ★
35—4	即使已是男女朋友的關係，也要為彼此留點時間與空間，可以互相陪伴，也可以各自去做雙方想做的事情。	每個人都不同，喜好當然也會不同，情侶間互相陪伴參與對方的嗜好，或是適時地留些空間與時間給對方，這些都是體貼的行為表現。	★ ★ ★ ★ ☆
35—5	當逛街或吃飯時，不要完全都由對方負擔費用，自己也應該要分擔自己的花費。	一起外出時，要互相分擔共同的花費，一味地要對方負擔全部費用，這樣會造成對方心裡不愉快，彼此的感情也有可能會受到影響。	★ ★ ★ ★ ☆
35—6	如果你想看對方的郵件或手機內的資料時，需經過對方的同意，不要自己擅自拿來看，這樣會讓對方感覺很不被尊重。	情侶間也應該要保有隱私，若未經過對方同意就檢閱對方的郵件或手機，會造成對方心裡不愉快，覺得不被尊重。	★ ★ ★ ★ ☆
35—7	不要認為對方應該體諒自己所有的一切，要適時地替對方著想，大家難免會有情緒或不愉快的時候，所以不能一直要求對方要牽就自己。	每個人都會有情緒的時候，情侶在相處時應注意對方的情緒，體諒對方、關心對方，無形中也會增加彼此間的感情。	★ ★ ★ ★ ☆

項目	內容	別人的心聲	重要指數
35—8	出去用餐時，要詢問一下對方的意見，不要凡事都以自己的想法為主，這樣會讓另一半覺得你不重視他，讓對方心裡不舒服。	情侶間應該要互相尊重對方的想法與意見，若都是以自己的意見為主，會讓對方覺得不被重視。 牛排 這邊～	★★★☆☆
35—9	即使已經成為男女朋友了，還是要注意自己的服裝、儀容和衛生習慣，不要在一起以後就都不在乎了，這樣會讓另一半感覺你是個邋遢的人。	服裝、儀容和衛生習慣是每個人無時無刻都應該要注意的，不能因為已經成為男女朋友了而不注意，有些情人是會相當在意對方的外表的。	★★★☆☆
35—10	如果另一半問你說：「你覺得我今天哪裡不一樣啊？」可能是她剪頭髮或是戴新的配件、穿新的衣服等，這時你要細心觀察，不要讓對方感覺你都不在乎、不關心，這樣可能會導致分手。	女孩子通常喜歡男生的注意，她們在乎的是一種被在乎的感覺，有時男生需多注意女生的改變，如此女生才會覺得男生在關心她。	★★★☆☆
35—11	當兩個人互有好感時，如果女方告訴你：「我的手好冰喔！」她的意思可能是要男生牽她的手。	女孩子講話有時候會使用間接的表達方式，例如：「我的手好冰喔！」的意思可能是要男生牽她的手，若腦筋不轉個彎的話，很容易誤解其意。	★★★☆☆

36.分手

項目	內容	別人的心聲	重要指數
36—1	若和另一半分手了，不要一直說對方的壞話，或是對方的不是之處。	對於感情要抱持著好聚好散的態度，若處處說已分手對方的壞話，反而會顯得自己很沒度量。	★★★★★

36—2	若要向另一半提出分手，最好用委婉的口氣，並且將理由告知對方，你可以說：「我覺得我需要更多一點的空間。」	分手時使用委婉的口氣是為了避免傷到對方心裡的感覺。 	★★★★☆
36—3	若對方和你提出分手，應冷靜聽完對方的理由，不要和對方吵架。	任何的溝通都儘量不加入情緒在裡面，若加入情緒在裡面，便無法理性地思考與討論，可以深呼吸，冷靜下來再與對方談一談會比較好。	★★★★☆
36—4	若和對方分手了，則不能像未分手前那樣和對方相處，應該尊重對方的想法。	分手前與分手後對待對方的態度應該是有所區別的，分手前是情人，分手後可以當好朋友，若是表現出情人的對待方式，會讓對方覺得不舒服，旁邊的人也會覺得很奇怪。	★★★☆☆

37.拒絕他人的追求

項目	內容	別人的心聲	重要指數
37—1	若有人跟你告白，但你不喜歡他時，可以清楚地說：「我覺得你很好，但我們不適合。」、「我暫時不想談戀愛。」	若你不喜歡跟你告白的對方，應該清楚讓對方知道你的想法，但是口氣要委婉一點，避免傷害對方，若是講得不清不楚，反而會讓對方覺得還有機會而持續追求。	★★★★★

38.被他人拒絕

項目	內容	對方的心聲	重要指數
38—1	若你跟對方告白，但對方跟你說：「你是在開玩笑的吧！」、「我覺得你很好，但我們不適合。」、「我暫時不想談戀愛。」表示對方其實不想和你在一起，不應該再勉強對方，但你可以問對方：「那我們還可以當朋友嗎？」	左側的這些句子是在拒絕別人時委婉的用語，如果你聽到別人跟你這麼說時，可能就是委婉地拒絕你的意思，有時候我們也會使用「發好人卡」來代表拒絕交往的意思，簡單地說就是「你是好人，但我們不適合」。 我想你是個好人！ 我知道我是個好人啊！	★ ★ ★ ★ ★

心 得 欄

我要脫離去死去死團！

最近在電視上流行一種族群叫作「去死去死團」，每當情人節時，這些團員們總是會出來以KUSO（惡搞）的方式來表達他們孤單的心情，亮亮對於這些團體感到不屑，認為自己沒有理由成為去死去死團的成員，所以亮亮積極地對她心儀已久的學長展開了「亮式求愛大作戰」。

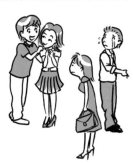

 米碗糕？

全名「情侶去死去死團」或「戀愛去死去死團」，簡稱死死團或去死團，是一個現今社會興起的惡搞文化，專門以「破壞情侶」為目的。去死團多數活動是以戲謔方式，用KUSO、搞笑、娛樂的風格表達單身的孤單，亦有人藉此表示單身也可以很快樂，並且反對商業化的慶祝方式。在各種節日，譬如聖誕節或情人節，提供一種有別於浪漫過節的消遣管道。

DAY 1

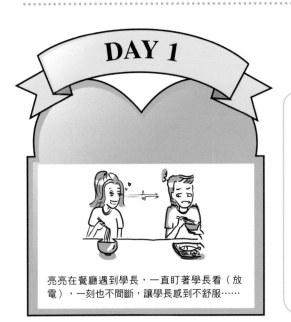

亮亮在餐廳遇到學長，一直盯著學長看（放電），一刻也不間斷，讓學長感到不舒服……

· 看完故事後，請閱讀以下選項，認為正確的在框內打 ☑ 。

☐ 這樣的舉動讓學長感覺很不自在，就算喜歡對方，也不可以一直看。

☐ 以眼神傳達對學長的愛，多看幾次就可以讓學長知道亮亮對他的愛有多深。

☐ 這樣的行為，其實學長很享受。

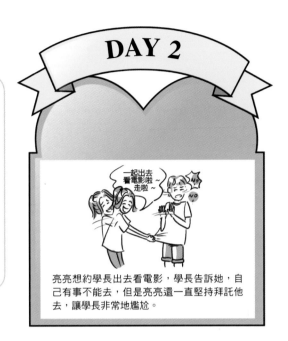

DAY 2

・看完故事後,請閱讀以下選項,
 認為正確的在框內打 ☑。

☐ 這樣的行為讓學長覺得自己很像
  萬人迷。

☐ 這樣的行為讓學長感到很不舒
  服,已經說明不能去了,還一直
  拜託。

☐ 這樣的行為可以讓學長知道亮亮
  真摯的愛。

亮亮想約學長出去看電影,學長告訴她,自
己有事不能去,但是亮亮還一直堅持拜託他
去,讓學長非常地尷尬。

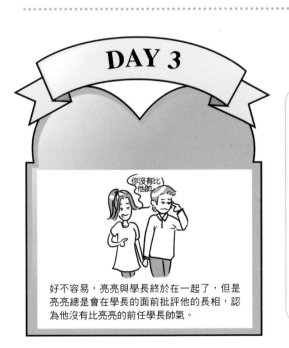

DAY 3

好不容易,亮亮與學長終於在一起了,但是
亮亮總是會在學長的面前批評他的長相,認
為他沒有比亮亮的前任學長帥氣。

・看完故事後,請閱讀以下選項,
 認為正確的在框內打 ☑。

☐ 這樣的行為並未讓學長感到不
  舒服,因為他知道他真的沒有
  比較帥。

☐ 這樣的行為讓學長感到很不舒
  服,認為亮亮沒有尊重他的感
  覺。

☐ 亮亮的表達方式只是希望學長
  可以變帥。

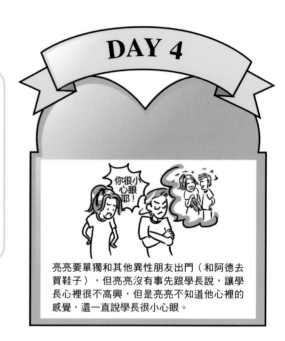

DAY 4

· 看完故事後，請閱讀以下選項，
認為正確的在框內打 ☑。

☐ 這樣的行為讓學長覺得他不被尊
重，認為亮亮應該要先跟他說。

☐ 這樣的行為其實沒有什麼啊！是
學長太小心眼了吧！

☐ 告知學長她要跟其他異性出門，
亮亮覺得多此一舉。

你很小
心眼
耶！

亮亮要單獨和其他異性朋友出門（和阿德去
買鞋子），但亮亮沒有事先跟學長說，讓學
長心裡很不高興，但是亮亮不知道他心裡的
感覺，還一直說學長很小心眼。

DAY 5

亮亮總是擅自翻閱學長的日記，讓學長心裡
很不舒服，認為亮亮沒有尊重他。

· 看完故事後，請閱讀以下選項，
認為正確的在框內打 ☑。

☐ 亮亮認為這是關心學長的好方
法，學長也一定會接受這樣的
做法。

☐ 學長認為亮亮很不尊重他，怎
麼可以沒有經過他的同意就隨
意翻閱。

☐ 這樣的做法其實也還好，只是
看一下而已。

DAY 6

・看完故事後，請閱讀以下選項，
認為正確的在框內打 ☑。

□ 小清跟阿德會認為實在沒必要在
他們的面前說前男友的壞話。

□ 學長覺得他很不被尊重，都已經
分手了，為什麼還要到處亂說他
的壞話。

□ 學長覺得也還好，無傷大雅。

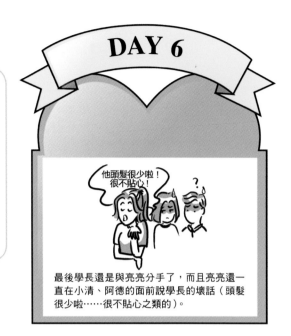

最後學長還是與亮亮分手了，而且亮亮還一
直在小清、阿德的面前說學長的壞話（頭髮
很少啦……很不貼心之類的）。

DAY 7

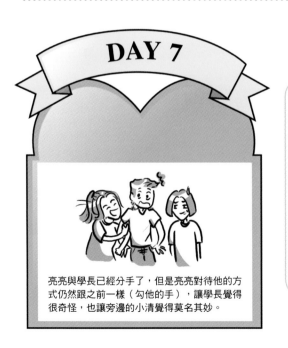

亮亮與學長已經分手了，但是亮亮對待他的方
式仍然跟之前一樣（勾他的手），讓學長覺得
很奇怪，也讓旁邊的小清覺得莫名其妙。

・看完故事後，請閱讀以下選項，
認為正確的在框內打 ☑。

□ 小清覺得很奇怪，不一樣的關
係應該有不一樣的互動方式。

□ 學長覺得心裡很不舒服，覺得
亮亮應該以其他的方式與他互
動。

□ 學長覺得還好耶！情侶跟朋友
之間應該差不多吧！

我要脫離去死去死團!

春暖花開的季節,小保遇到了他這生中第一個心儀的對象,名字叫做小甜甜,是小清的好朋友,讓他小鹿亂撞得不知道該怎麼辦,經過阿德的開導,小保終於鼓起勇氣要對他心儀的女孩有所行動……

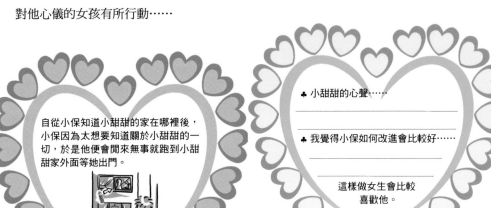

自從小保知道小甜甜的家在哪裡後,小保因為太想要知道關於小甜甜的一切,於是他便會閒來無事就跑到小甜甜家外面等她出門。

♣ 小甜甜的心聲……

♣ 我覺得小保如何改進會比較好……

這樣做女生會比較
喜歡他。

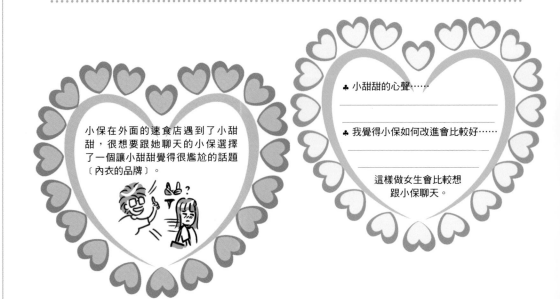

小保在外面的速食店遇到了小甜甜,很想要跟她聊天的小保選擇了一個讓小甜甜覺得很尷尬的話題〔內衣的品牌〕。

♣ 小甜甜的心聲……

♣ 我覺得小保如何改進會比較好……

這樣做女生會比較想
跟小保聊天。

小保想約小甜甜一起去看電影，但是又覺得只有約小甜甜，她一定不會答應，所以也約了小清跟阿德一起去。

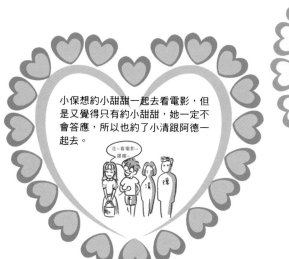

♣ 小甜甜的心聲……

_____

♣ 我覺得小保這樣做如何……

_____

這樣做女生會比較想跟小保去看電影。

小保覺得已經到了可以告白的時機了，他便詢問小甜甜是否要跟他在一起，小甜甜回答：「我暫時不想談戀愛耶！」結果小保每見到她就問一次：「你今天想開始談戀愛了嗎？」

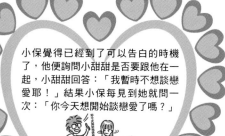

♣ 小甜甜的心聲……

_____

♣ 我覺得小保如何改進會比較好……

_____

這樣做女生會比較想要跟小保成為男女朋友。

心得欄

十、你該懂的話中有話

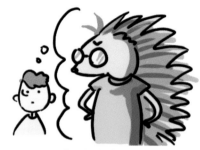

講話像隻「刺蝟」？

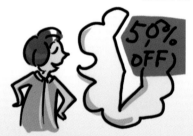

他說的話要「打折」？

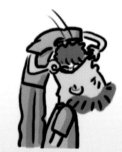

某位「深喉嚨」？

　　你是否常常會聽不懂朋友或同學說的話呢？會不會覺得他們都喜歡用 一些奇怪的**專有名詞**呢？呵呵呵！其實那是我們很喜歡用來溝通的一種方式，我們可能會利用跟**字面意義不同**的語詞或句子來**比喻**某個人類的特質或行為，這用到了你對一些動作或物品的**想像力**，例如「你說話別像隻刺蝟」這個句子，意思是要你說話時不要太尖銳、太針對某個人，以刺蝟全身都是刺的的形象來比喻尖銳的話語，絕對不是說你是一隻真正的刺蝟喔！

你準備好了嗎？讓我們一起看下面的幾個常見的語詞或句子到底是什麼意思呢？Go！

39. 有其他意思的語詞

項目	內容	圖示	解釋
39—1	大熱天的,妳穿個貂皮大衣,妳有「病」嗎?	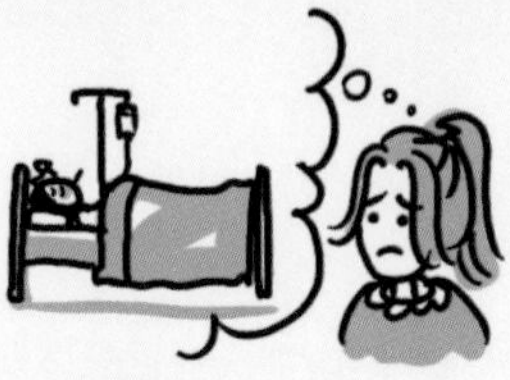	這裡指的妳有「病」並不是指妳真的生病,而是暗喻說一個人的想法與大家不太一樣,怎麼做出這種事,或說出這種話。
39—2	明明今天就是運動會,她怎麼穿個小短裙來,而且都不參加任何項目,她是個「花瓶」嗎?	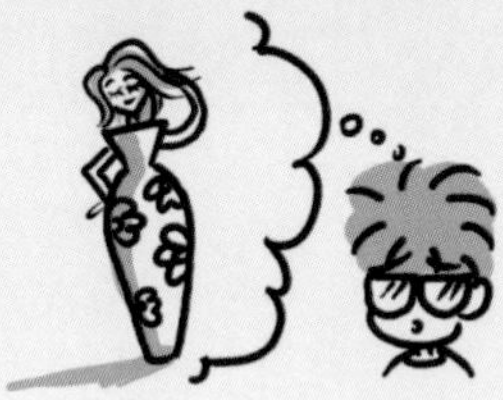	此「花瓶」非彼「花瓶」啊!這裡指女孩子,打扮得漂漂亮亮,但是卻沒有任何的貢獻或是表現,只會美美地站在旁邊供人欣賞,感覺沒什麼內涵與能力。
39—3	買個東西而已,也故意刁難店員,你真的是很「機車」耶!	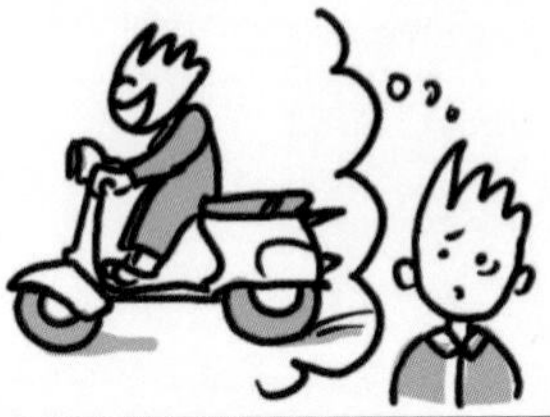	這裡的「機車」並不是指我們一般騎在路上的摩托車,而是形容一個人很難相處,而不是指真的像一台機車喔!
39—4	跟你借枝筆而已,都不借我,你真的是「小鼻子小眼睛」耶!	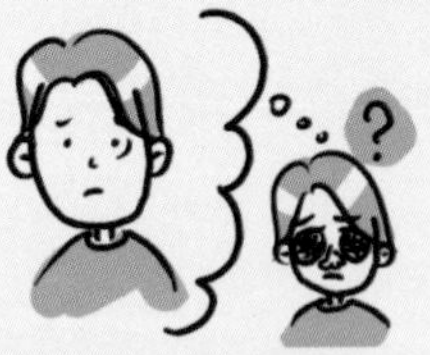	這裡的「小鼻子小眼睛」並非真的指一個人的眼睛跟鼻子很小,而是指一個人很小氣,不大方。
39—5	跟你說那個祕密不能說出去,你還到處說給別人聽,真是個「廣播電台」。	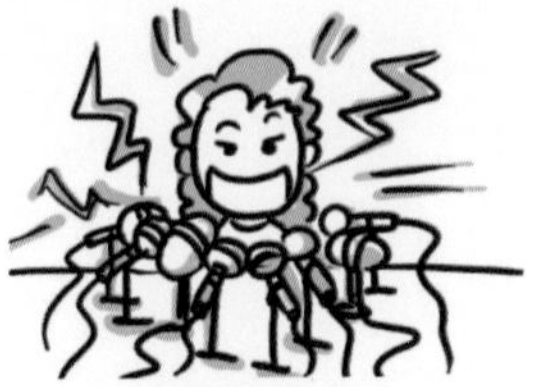	「廣播電台」的工作就是在放送資訊,所以這裡的「廣播電台」是指一個人的嘴巴很大,到處散播訊息。
39—6	跟她講過話的男生都臣服於她的裙下,她真是個「發電機」。	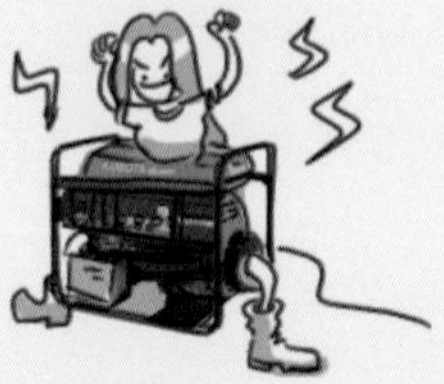	真正的「發電機」是透過機械的運轉而產生電力來供人使用,這裡的「發電機」是形容一個人很會對異性放電,很能吸引異性對他／她的注意。

39—7	考試的時候不要當「長頸鹿」。	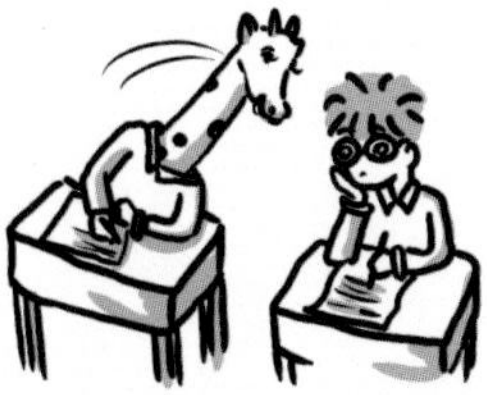	「長頸鹿」最顯著的特徵是長長的脖子，這裡指的「長頸鹿」是指作弊，如同旁邊的圖示一樣，作弊時都會把脖子伸得長長地，所以我們會使用「長頸鹿」來形容作弊。
39—8	跟她講個事情而已，幹嘛這麼凶啊！真是隻「母老虎」。	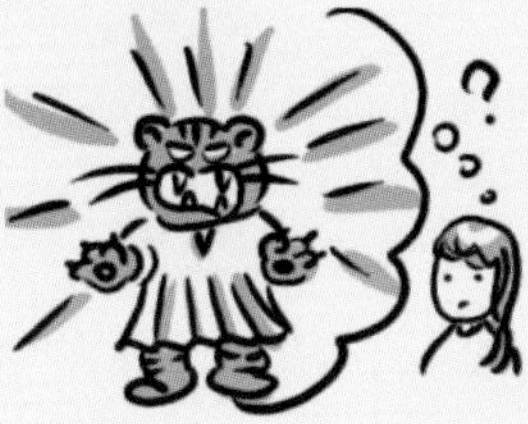	老虎是很凶猛的動物，所以母老虎是指很凶的女生，這與溫柔是相反的意思喔！
39—9	他真是個「抓耙子」〔台語〕，一直跑去跟老師打小報告。	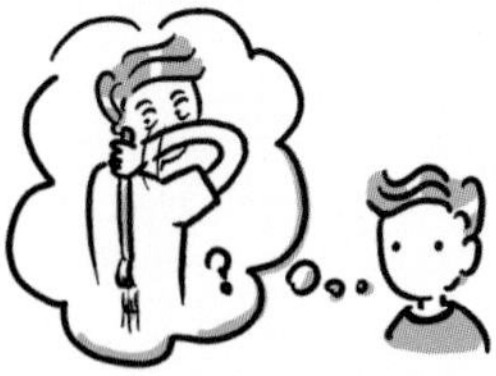	「抓耙子」俗稱「不求人」，真正的功能是一個人背發癢時拿來抓癢的工具，後來被延伸為形容一個人很愛在別人背後打小報告。
39—10	別人約會時，你不要去當一個「電燈泡」或「飛利浦」。	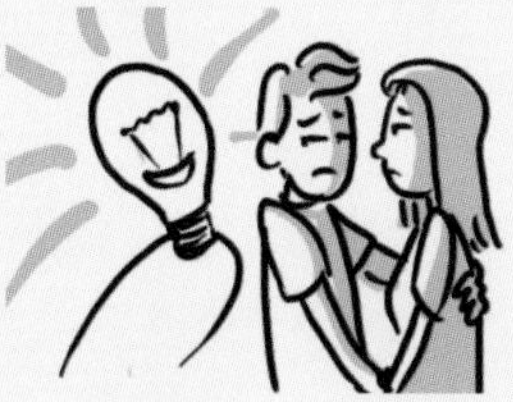	「電燈泡」/「飛利浦」的功用是照明，後來暗指男女約會時，當事人以外的第三者，妨礙情侶做些親密的行為。
39—11	不要隨便嘲笑別人的胸部是「飛機場」、「洗衣板」或是「太平公主」。	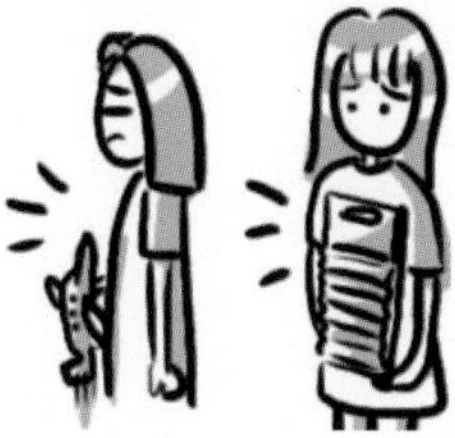	「飛機場」、「洗衣板」或是「太平公主」的共通點是平坦，拿來形容女孩子的胸部很平坦，對女孩子來說具有貶意。
39—12	凡是做事都要很注意，小心不要被當「箭靶子」了。	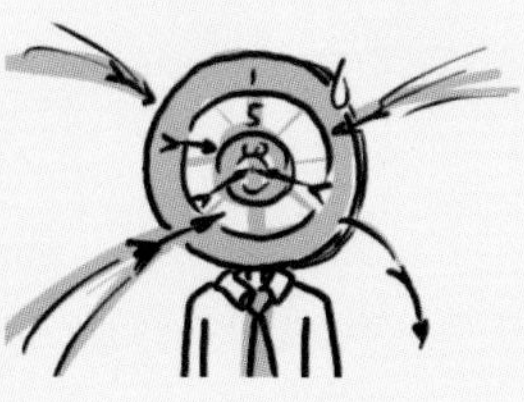	箭靶子平時的功用是箭射的目標，所以「箭靶子」是指被別人當成攻擊的目標。

39—13	那個人穿得很像一棵「聖誕樹」。		「聖誕樹」的外觀看起來五顏六色，而且掛著很多裝飾品，而後衍生為形容一個人穿得五顏六色，而且還戴了很多飾品，很像聖誕節的聖誕樹。
39—14	今晚的舞會，她的妝化得像「塗壁」（台語）一樣。		一般我們聽到的「塗壁」是指在牆壁上塗水泥的意思，妝化得像「塗壁」〔台語〕是指女孩子妝化得太厚、太濃了，很像塗牆壁的水泥一樣。
39—15	某位「深喉嚨」常常透露消息給記者。		「深喉嚨」並非暗示一個人的喉嚨很深，而是指事件的告密者，彷彿像很深的喉嚨一樣，只發聲而不現身的人。
39—16	這次事件的「藏鏡人」終於現身了。		「藏鏡人」的意思與詞義有點類似，意指事件的幕後黑手，躲在後面（鏡子後面）策劃執行很多事情，但始終不露面。
39—17	她總是在男生旁邊飛來飛去，超像一隻「花蝴蝶」。		蝴蝶的工作是採蜜，「花蝴蝶」就像是蝴蝶一樣，一直在男生的旁邊飛來飛去地採蜜，吸引男生的注意。
39—18	你後面跟著一群「兔子」。		兔子喜歡吃蘿蔔，故使用一群兔子跟在你的後面是暗指你有蘿蔔腿，才會有兔子跟在你後面。

39—19	怎麼有一隻大「蝴蝶」在那邊飛。		這裡的「蝴蝶」跟「花蝴蝶」不一樣，是指女生上方手臂上的肉，甩動起來就像是蝴蝶一樣飛舞，俗稱「蝴蝶袖」或「掰掰肉」。
39—20	那個人隨身帶著一圈「游泳圈」。		「游泳圈」是游泳時拿來漂浮在水面上的工具，取其外觀，意指那個人的肚子上有一圈肥肉，彷彿像游泳圈套在身上般。
39—21	你昨天晚上「抓兔子」喔！		「抓兔子」是指嘔吐，吐的台語發音和兔子的「兔」相同，取其諧音所以是指嘔吐的意思。
39—22	今天早上考試考得超好的，但是下午錢包就掉了！心情好像在洗「三溫暖」……		「三溫暖」是指有冷、溫及熱三種不同溫度的水池，可交替浸泡以達到放鬆身心的功能，這裡是指一個人的心情變化很大，一下子好，一下子壞，就像三溫暖一樣可以感受到冷、溫及熱等不同的溫度與感受。
39—23	他真是個「老狐狸」。		「狐狸」給人的印象是狡猾奸詐的，而「老狐狸」是指一個人做人做事像狐狸一樣狡詐。
39—24	這年頭只靠「拍馬屁」、「抱大腿」來幫助自己升官的人真的是很多。		古時「拍馬屁」真的是拍馬的屁股，牽馬在路上遇到好友，互相拍對方馬的屁股，並稱讚對方的馬好以讚賞友人，久而久之就演變為諂媚的意思。而「抱大腿」的意思也是指諂媚別人的意思，抱別人的大腿以求得好處。

39—25	大家都說現在的年輕人是「草莓族」。		「草莓」的特徵是外觀漂亮，但摔到就爛掉了，所以「草莓族」是指現代的年輕人外表華麗，但抗壓力性低，像草莓一樣禁不起碰撞。
39—26	他的脖子被種「草莓」了。		這裡的「草莓」是指情侶間在對方脖子上吸吻的吻痕，外觀如同草莓的顏色與形狀一樣，取其詞當形容詞用，並不是指真正的草莓。
39—27	他的臉有好多痘疤，很像是「月球表面」。		月球的表面坑坑洞洞的，用此來形容一個人的臉有很多坑坑洞洞的痘疤，就像是月球表面一樣。
39—28	你講的笑話很「冷」耶！		通常聽到別人講笑話時，若內容有趣多半會引起大家的注意及興趣，所以「冷」笑話，是指一個人講的笑話很沒有笑點，無法引起大家發笑。
39—29	他的行為讓人家很「感冒」。		感冒時會讓一個人感到身體不舒適，故形容一個人的行為很讓別人「感冒」，是指那個人的行為讓人家心裡感到很不舒服，甚至反感。
39—30	你不要再「酸葡萄」心理了，衷心讚美她吧。	那葡萄一定很酸！ 	伊索寓言裡，有隻著名的狐狸，吃不到葡萄，就直嚷嚷說葡萄是酸的；後來的人就稱擁有這種見不得別人好的心態是「酸葡萄」心理。

39—31	你被人家「戴綠帽」了，真可憐。	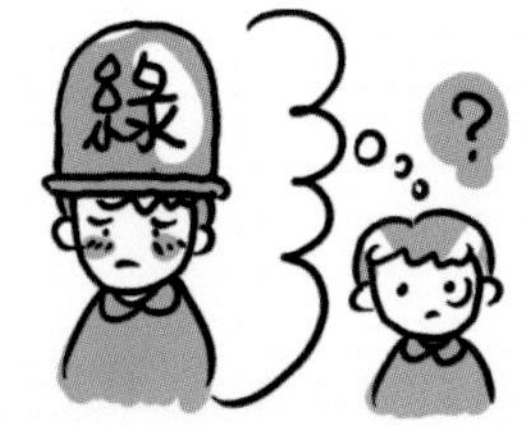	「戴綠帽」是指男性的另一半紅杏出牆或是劈腿。
39—32	搞什麼「飛機」！怎麼可以無故放我們鴿子。	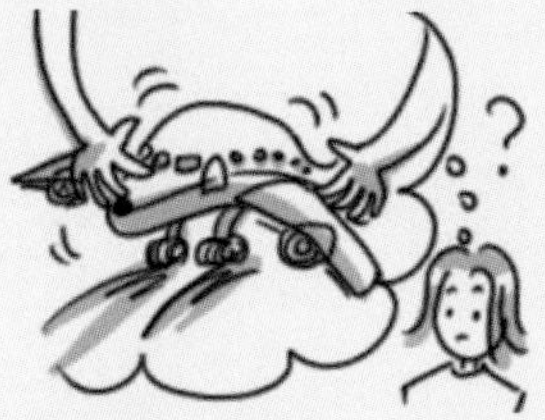	搞什麼「飛機」是在暗罵某個人「搞什麼」的意思。
39—33	她講話像「機關槍」。	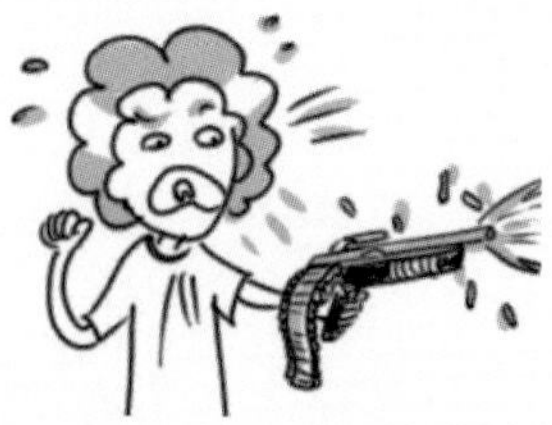	「機關槍」在發射時聲音是急促的噠噠聲，用以形容一個人講話很快，像機關槍噠噠噠噠噠噠噠噠噠噠噠般的速度。
39—34	做事要圓融一點，不要像隻「刺蝟」。	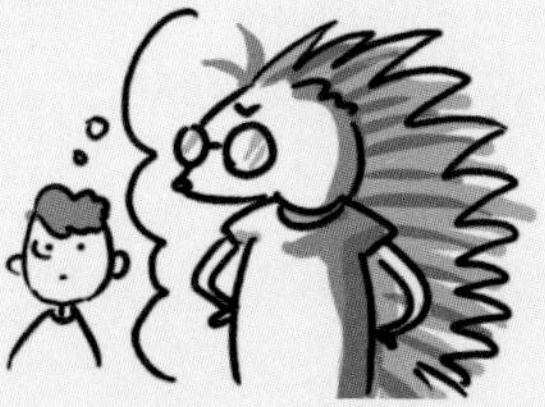	刺蝟滿身是刺的外觀具防衛的作用，若形容一個人像「刺蝟」一樣，是指他做事不圓融，處處用針刺傷別人。而且全身包滿了刺，也讓人很難以接近。
39—35	那個男生很可憐，被他的女朋友「劈腿」了。	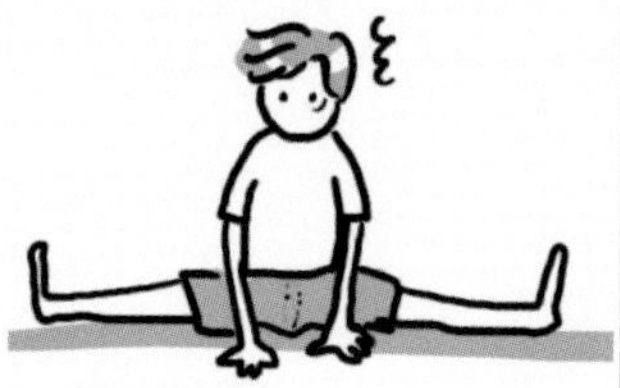	這裡指的「劈腿」如同圖示一樣，意思為「腳踏兩條船」，感情上並不專一，同時有兩個交往對象。
39—36	他講話很「油條」耶！	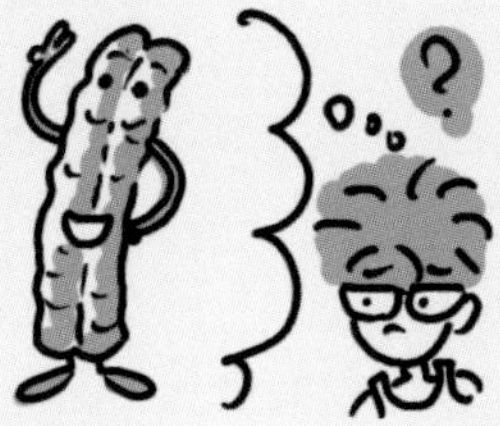	「油條」是油炸品，所以感覺很油，形容一個人講話很「油條」是指那個人講話很老練、很油腔滑調的感覺。

39—37	他興高采烈地跟我們分享他的喜悅，沒想到卻被另外一個競爭者「潑冷水」。		「潑冷水」並非真正指潑人家冷水，而是意指一個人很堅決、興高采烈地做一些事或提出一些建議時，突然有人冷冷地說出與之相違背的事，澆熄對方滿腔的熱情。
39—38	早知道就不送蛋糕給她吃了，得不到感謝，還「碰得一鼻子的灰」。		這裡指的「碰得一鼻子的灰」不代表鼻子上沾滿了灰，而是指被拒絕而感到難堪，就像鼻子上沾了灰一樣。
39—39	你在寫什麼啊！「鬼畫符」嗎？		這裡的「鬼畫符」不是指有鬼在畫符，而是代表古時候，人們在桃木板上書寫類似狂草的文字，然後釘在大門兩旁，藉以驅邪避鬼。因為文字潦草，不易辨識，後來即用「鬼畫桃符」來譏笑人書畫潦草拙劣，亦作「鬼畫符」。
39—40	你不要滿腦子都是「小玉西瓜」。		這裡不是指那個人的腦子都裝滿小玉西瓜，是比喻一個人滿腦子黃色思想，因為小玉西瓜果肉是黃色的，所以拿來比喻為黃色思想。

40.有其他意思的句子

項目	內容	圖示	解釋
40—1	上課時很容易跑去找周公下棋。	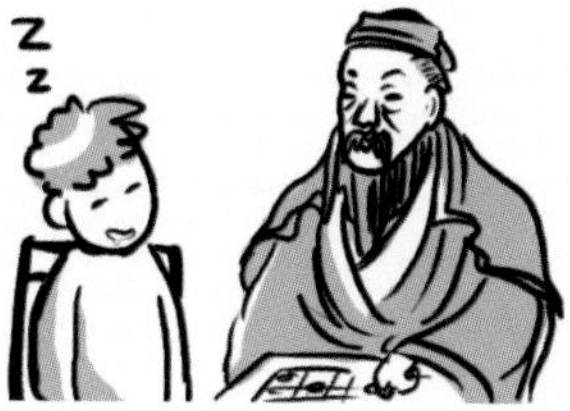	去「找周公下棋」意指一個人在打瞌睡，故「夢周公」是暗指「睡覺」的意思。其典故是由於孔子對周公仰慕不已，沉浸周代典籍，經常夢到周公。語本《論語‧述而》：「甚矣！吾衰也。久矣吾不復夢見周公。」後以「夢周公」表示緬懷先賢，今多泛指作夢、夢境。如：每次開會，總是有人在台下夢周公。
40—2	你是哪個年代的人啊！	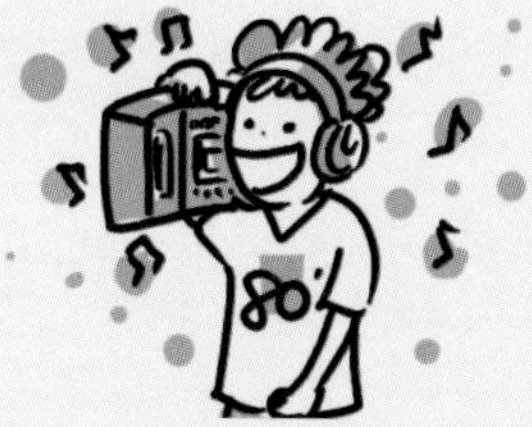	這句話暗指一個人很老土，跟不上時代。
40—3	你一個人不要占兩個位子。	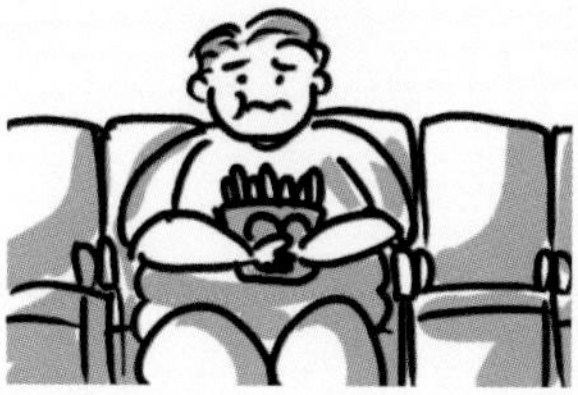	這句話的意思就如同圖示所示，暗指一個人很胖，一個人要坐兩個位置才足夠。
40—4	你的臉油到可以煎蛋了。	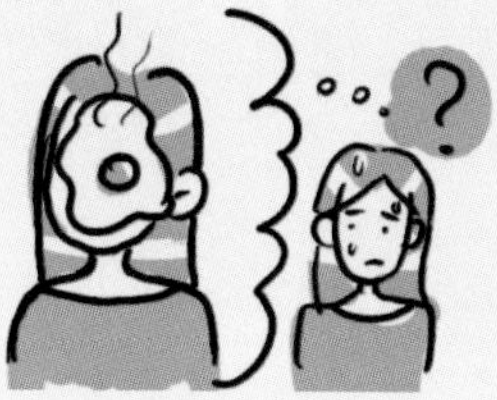	這句話的意思是暗指一個人臉部出油出得很厲害，油多到可以拿來煎蛋了。

40—5	你是不是該挖耳屎了。		這句話是暗指一個人對別人說的話都當耳邊風，難道是耳屎塞住他的耳朵而沒聽到嗎？
40—6	你的頭髮是被雷打到嗎？		暗指一個人頭髮很亂，沒有整理，彷彿像是被雷打到頭而爆炸了的樣子。
40—7	你的頭髮是被狗啃的嗎？		暗指一個人的頭髮剪得很糟糕、很失敗，彷彿像是被狗亂啃的一般。
40—8	她以為她是公主啊！		暗指女生嬌生慣養，很難相處。
40—9	他說的話要打折扣。		暗指一個人講的話不能完全相信，可能有些是真的，有些是假的，所以講的內容要打一點折，不能全信。

國家圖書館出版品預行編目資料

泛自閉症者的社交能力訓練：學校沒有教的人
際互動法則／劉萌容著. --二版--. --臺北市：
書泉出版社,2023.04
　　面；　公分
　ISBN 978-986-451-301-7（平裝）

1.CST: 自閉症　　2.CST: 亞斯伯格症
3.CST: 社交禮儀　　4.CST: 特殊教育
415.988　　　　　　　　　　112001261

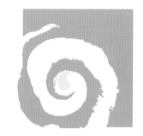

3IA7

泛自閉症者的社交能力訓練
學校沒有教的人際互動法則

作　　　者 ― 劉萌容(360.7)

繪　　　圖 ― Fyn Chang

發 行 人 ― 楊榮川

總 經 理 ― 楊士清

總 編 輯 ― 楊秀麗

副總編輯 ― 黃文瓊

責任編輯 ― 李敏華

封面設計 ― 李敏毓、王麗娟

出 版 者 ― 書泉出版社

地　　　址：106臺北市大安區和平東路二段339號4樓

電　　　話：(02)2705-5066　　傳　　真：(02)2706-6100

網　　　址：https://www.wunan.com.tw

電子郵件：wunan@wunan.com.tw

劃撥帳號：01303853

戶　　　名：書泉出版社

總 經 銷：貿騰發賣股份有限公司

電　　　話：(02)8227-5988　　傳　　真：(02)8227-5989

網　　　址：www.namode.com

法律顧問　林勝安律師

出版日期　2010年 9 月初版 一 刷（共十一刷）
　　　　　2023年 4 月二版一刷
　　　　　2024年 1 月二版二刷

定　　　價　新臺幣400元